練氣

總策劃◎周亞菲　作者群◎曹進雷、孫礪、周麗華

原書名：氣功養生

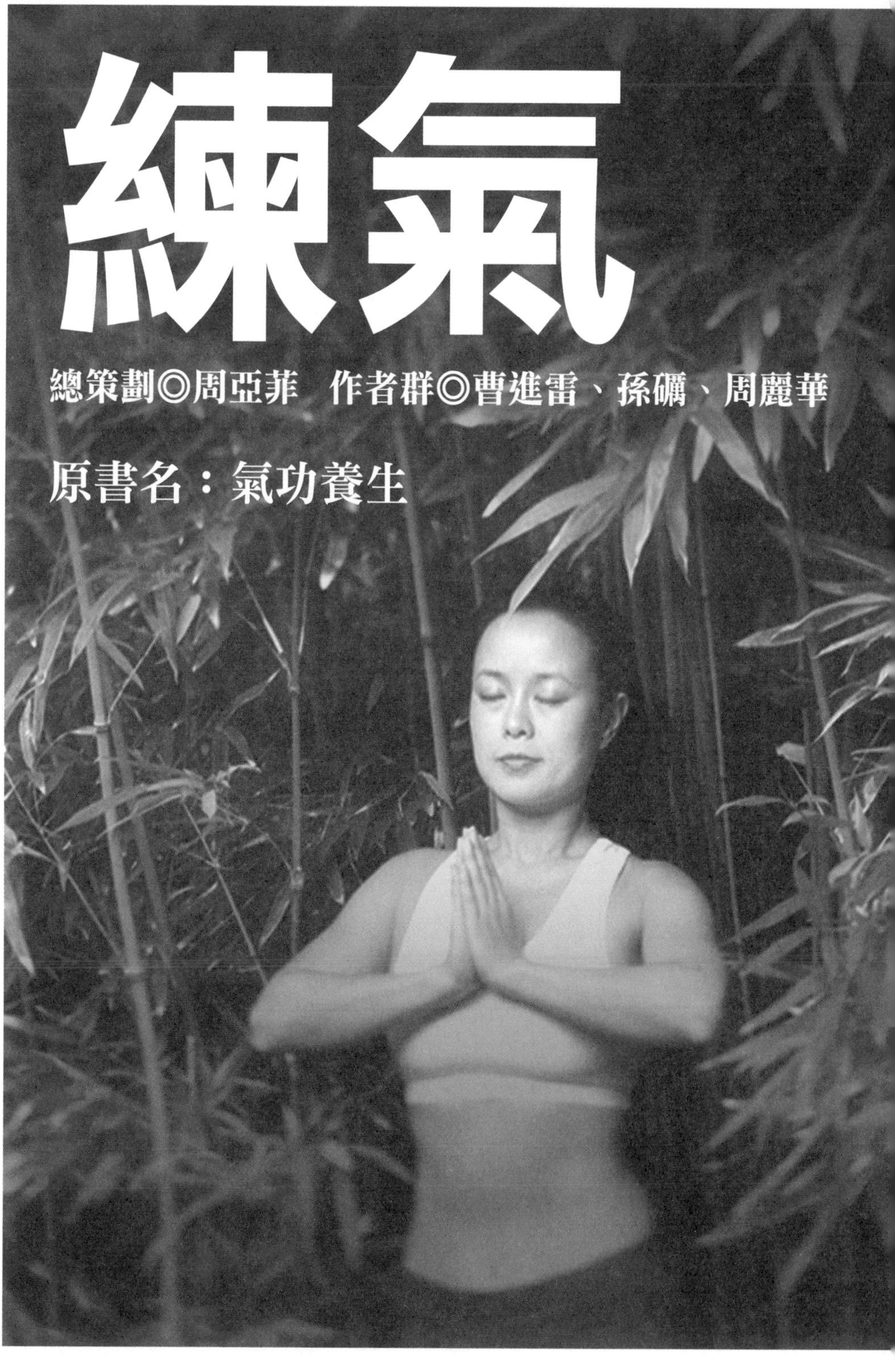

總策劃序

中國傳統中醫學除了運用青草藥物、針灸治療調整人體臟腑經絡平衡之外，尤其注重日常以養生來預防疾病，從而達到健康目的。早在《黃帝內經》中就提出「虛邪賊風，避之有時；恬淡虛無，真氣從之；精神內守，病安從來」的防病觀念。疾病的發生與自然界氣候變化有著非常密切的關係。而病與不病的主要關鍵，卻在於人體虛與不虛。因此預防疾病不僅要避免外來的致病因素，更重要的是如何保養體內正氣，達到養生的目的，形與神俱，終其天年。

調養精神　《素問．陰陽應象大論》說：『「怒傷肝」、「喜傷心」、「思傷脾」、「憂傷肺」、「恐傷腎」。七情過度，精神過用，可以傷神，以至形體損傷。』《素問．上古天真論》云：「外不勞形於事，內無思想之患，以恬愉為務，以自得為功，形體不敝，精神不散，亦可以百數。」要求我們少思寡欲、胸懷寬廣、樂觀，以避免過度的精神刺激，使精神始終保持正常狀態，從而使神明而形安。

適宜的生活規律　《上古天真論》中說：「食飲有節，起居有常。」飲食不節可以傷形，即「形食味……味傷形」；起居失常也可以傷形，即「暮而收拒，無擾筋骨，無見霧露，反此三時，形乃困薄」；房事不節，尤能耗傷精血致形敗神傷。因此我們不可暴飲暴食，過食肥甘厚味，不可房勞過度。要有適宜的生活規律，達到「正氣存內，邪不可乾」。

勞逸適度　《素問．宣明五氣論》中有「久視傷血，久臥傷氣，久立傷骨，久行傷筋」之說，疲勞過度會影響健康。然而，不勞動同樣會影響健康。華佗說：「人體欲得勞動，但不當使極耳。動搖則氣穀得消，血脈流通，病不得生。」說明適當的體力運動，不但能夠鍛煉體格，使精神充沛，而且有預防疾病的積極意義。

除了以上三點外，還有就是避其邪氣，也就是避免外邪對形體的損害。還應運用氣功強身。氣功具有舒利筋骨、強身健體、充實精力的功效，起到正氣存內、精神內守等良好作用。

緣於以上中醫學的核心，我們特別精心規劃了《老中醫不傳的食療秘方》、《想活就要動》、《老中醫不傳的藥膳食譜》、《會吃是學問》、《老中醫的養顏秘方》、《練氣》等書，內容涵蓋了中醫學的所有養生智慧。

這些書不但有科學的實證理論，而且對於身心疾病的預防、治療、保健和功效上皆有諸多的實用價值，更重要的是可以幫助家庭中每個成員在日常生活中輕鬆達到養生防病的目的。

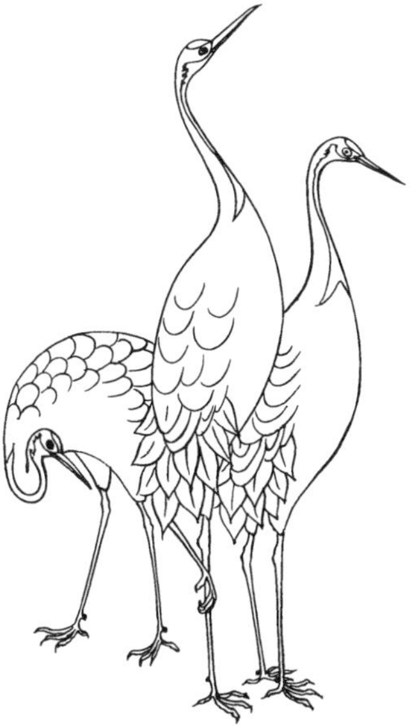

序言

疾病與衰老給人類帶來了諸多的苦難，因而，防病強身抗衰老，亦成為人生旅途上的一個重要內容。在這方面，我們的祖先進行了許多有益的探索，創造了許多行之有效的祛病延年的養生方法，這其中，氣功是一種獨特的身心訓練，防病強身，經由調身、調息、調心而實現的養生方法，向來為人們所重視。氣功的發展史，可以說是一部人類對疾病衰老的奮鬥，為健康長壽而努力的歷史。

先秦時期，氣功以及氣功養生有了長久的發展，出現了許多有一定造詣的氣功養生家，如老子、莊子、孔子等等，同時也產生了一些對後世練功頗有指導意義的書籍，如《黃帝內經・素問・上古天真論》：記有「恬淡虛無，真氣從之、精神內守，病安從來。呼吸精氣，獨立守神，肌肉若一。」此段文字不但肯定了氣功的防病健身價值，而且對練功方法也作了原則性的闡述，由此亦隱約可見氣功三調「調身、調息、調心」之端倪，對現今的練功者仍有借鑒意義。在唐宋時期，氣功及氣功養生也得到了很大的發展，大批養生家及氣功書籍的出現是這一階段的顯著特點。

進入明清以後，氣功養生亦取得了顯著的成就，較著名的人物有龔廷賢、萬全等，萬全在《養生四要》中指出：「學長生者，皆從調息為入道之門。」又說：「養生之訣方，調息要調真息，真息者，胎息也。」

氣功的發展，由於歷史的原因，有一段時期處於停滯的狀態，一直到八十年代以後，科技發達，人們生活品質越來越高，身體毛病也越來越多，財富也越來越多，在西方醫藥科學無法滿足人們的需求與安全快樂之際，使得氣功的研究呈現一片欣欣向榮的景象，大家爭相學習的防病、治病的氣功。未來人體科學迅速發展，氣功的養生法將對人類的長壽、幸福做出更大的貢獻，放射出更奇異的光彩。

目錄

總策劃序
序言
1 氣功養生原理……1
增強臟腑可以延緩衰老……2
陰陽調和必然健康長壽……5
人有三寶精氣神……8
丹田融融保安康……13
2 氣功鍛練的基本方法……19

調身要外形正、身體鬆……20
調息注重呼吸……29
專心一致才能調心神……37
3 氣功鍛練的效應……47
超然入靜忘所在……48
靜極生動說氣感……54
效應各異分良莠……57
4 練功的原則及注意事項……61
臻鬆靜順應自然……62
合意氣心定息調……66

兼動靜形與神俱……68
火候適度協三調……71
練養相兼持有恒……74
前備中調慎收功……77
5 常用健身養生功法……83
通周天眞氣運行……84
消除緊張放鬆功……92
調養肝脾內養功……97
祛病益壽站樁功……102
道家養生長壽術……110
脫胎換骨易筋經……160

活血通絡保健功……192

6 氣功治療常見病……203

氣功治療高血壓病……204
氣功治療支氣管哮喘……207
氣功治療慢性肝炎……209
氣功治療神經衰弱……210
氣功治療便秘……213

（本書列舉中醫專業術語共二十個，於書頁二一五至二二〇頁，以提供讀者參考、查閱）

1 氣功養生原理

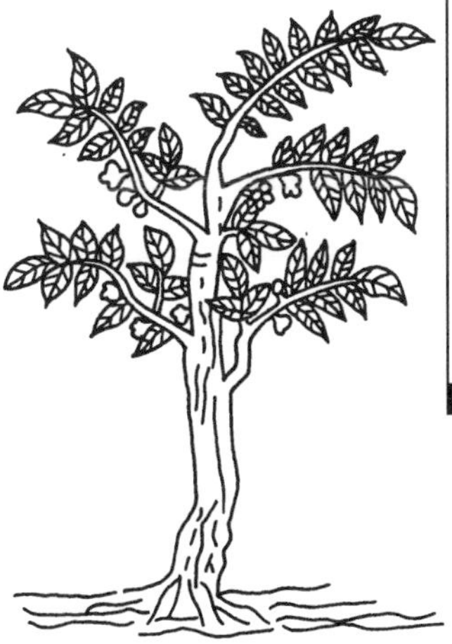

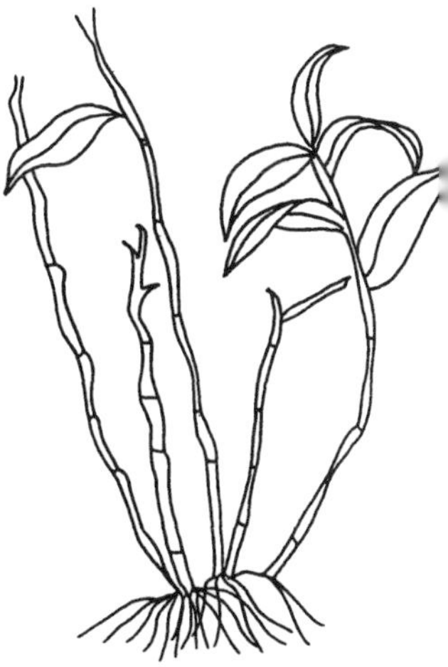

增強臟腑可以延緩衰老

◆主明則下安，以此養生則壽

我國醫學認為心在五臟六腑中居於主導地位，只有心得其養，才能完善協調全身各臟腑的活動。

現代醫學所說的「心」，也包括了大腦的功能，透過氣功鍛鍊，特別是調心入靜做得比較好時，人體處在一種特殊的功能狀態，此時思維淨化，意念專一，進入古人所謂的「恬淡虛無」狀態，腦細胞功能得到了恢復和調整。

此時，雖然人體代謝功能降低，但組織器官功能活躍，儲能亦有很大的增加，正是「恬淡虛無，真氣從之；精神內守，病安從來。」透過調心入靜，有效地推動了真氣的運行，發揮了人體潛在的強身抗病能力，無怪乎古人講：「主明則下安，以此養生則壽。」

◆壯先天，腎強則壽延

腎為先天之本，它與人的生老病死關係甚密。人的一生，從小孩子到少年、青年、老年，無時無刻不受腎的支配：腎氣旺盛時，我們的身體便生長、成熟乃至強壯；腎氣日衰時，人便齒搖、髮脫、耳目昏聵、形體漸枯，這就是衰老。

既然腎氣（元氣、先天之氣）的盛衰與衰老有密切關係，那麼透過強腰壯腎、培補元氣就能延緩衰老，達到延年益壽的目的。實驗證明，氣功具有很好的壯先天之本、培補元氣的作用。氣功透過意守丹田、命門等穴位，使腎中先天之氣充足，真氣足則五臟六腑、四肢百骸之氣俱皆暢達，如此則百病不生，健康長壽。

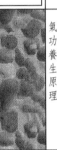

◆脾為後天之本，後天足則生機旺

俗話說的好：人是鐵，飯是鋼，一頓不吃餓得慌。少吃一頓飯，便發慌了，為什麼呢？因為人活著，總要不停的運動，四肢要運動，五臟六腑也要運動，運動也需要能量，少吃一頓飯，能量供給就不充足了，當然人便著慌了。顯然，我們吃下去的是食物，而能夠被身體利用的是能量以及各種細微的物質，這中間就需要一個轉化過程，承擔這一轉化任務就是脾胃。

中醫認為脾為倉廩之官①，水谷之海②，是人對飲食物進行消化吸收的主要器官。脾氣虛弱導致消化吸收障礙，從而影響生命活動的質量，甚至引起早衰的發生。

可以說氣功鍛鍊是強胃健脾的有效方法，它主要透過調息，特別是深長的腹式呼吸，使真氣凝聚於中焦脘腹③，而真氣在中焦的凝聚使中氣亦得到了補充，中氣足則脾胃（脾胃亦在中焦）生化有權，吸收水谷精微的能力得到增強，從而改善了人體的營養狀況。

從現代醫學的角度看，氣功鍛鍊中深長的腹式呼吸之所以對消化系統，也就是中醫所謂脾有如此好的保健治療作用，主要在於它加大了膈肌和腹部肌肉運動的幅度和強度，使腹腔內壓發生急劇的變化，促進了胃腸的蠕動，並且對它們施以很好的按摩作用，從而提高了消化系統的功能。許多的練功實驗證明，經過一段時間的氣功訓練，練功者食欲增強，消化良好，一些胃腸疾病有所好轉。

陰陽調和必然健康長壽

◆「陰平陽秘④，精神乃治」

人體的健康原因是由於處在正常的相對平衡狀態中，如果這種平衡被破壞了，我們就會生病，甚至死亡。基於這種思想，我們的先人創造性地應用陰陽關係（具體的說，應該是陰陽依存、對立、消長和轉化的關係）來闡釋這種平衡狀態，以便闡明人體的生理病理變化。如《黃帝內經•素問•生氣通天論》說：「陰平陽秘，精神乃治；陰陽離絕，精神乃絕。」可見陰陽的平衡預示著健康，陰陽的失衡會致疾病、死亡。

既然陰陽失衡會使身體生病，那麼陰陽失衡同樣也能使人衰老。唐代醫家孫思邈說過：「人年五十以上，陽氣日衰，損與日至，心力漸退，忘前失後，興居態惰……食欲無味，寢處不安。」可見，陽氣的虛弱，使人記憶力下降，食欲不振，無精打采，呈現出衰老的徵象。

◆氣功鍛煉，平衡陰陽

大家已經知道，陰平陽秘對人來說至關重要，那麼氣功鍛鍊又是如何平衡陰陽的呢？

首先體現在三調上（三調的具體內容詳見後文），調身時，姿勢的升與降、開與合、剛與柔、仰與俯、動與靜等等的變化無不在調整陰陽。一般來說，向上向外開放的動作屬陽，久練這些動作可以升陽；向下向內收的動作屬陰，久練之可以益陰潛陽。至於調息，古人云：「凡入氣為陽，出氣為陰，陽微者不能呼，陰微者不能吸。」

當然絕對的只吸不呼或只呼不吸是不可能的，古人的意思是讓人們透過調整呼吸的長短，以偏重於呼或吸的辦法來調整陰陽，如此方能「出入陰陽，合其真矣。」

至於調心，《文如真金》說：「氣緣心生，猶如內想大火，久之覺熱，內想大水，久之覺寒。」因火為陽，內想大火則熱；水為陰，內想大水則寒。再通過意守陰竅可以潛陽，比如意守身體下部之俞穴，可以降上逆之火；意守陽竅可以助陽，如意守下體上部之俞穴，可以補火助陽，使血氣上行。另外，意守陽經能去寒，意守陰經可以補陰。綜上所述，只要三調合理搭配，對調整陰陽偏頗，平衡陰陽將大有裨益。

其次，恰當的安排練功時間，也可以調控陰陽。在季節的選擇上，古人有「春夏養陽，秋冬養陰」之說；在具體的練功時間上，有陽時（一一：

〇〇～二三：〇〇）練功可以助陽，陰時（二三：〇〇～一一：〇〇）練功可以補陰之說，認真的選擇練功時間，對平衡陰陽也很有幫助。

總的來說，練功要根據自已陰陽盛衰的實際情況，恰當合理的選擇練功方法，只有這樣，才能使身體處於良性的動態平衡之中，如此方能百病不生。古人說：「養生以卻病為先，卻病即是養生」是很有道理的。

人有三寶精氣神

◆何謂精、氣、神

精，是構成人體和完成生命活動的最基本物質。《黃帝內經・素問・金匱真言論》說：「夫精者，身之本也。」精是有形可見的，大概相當於現代醫學所研究的糖、蛋白質、脂肪、維生素等等這一類物質。人體之精又分為兩部分：稟受父母的叫先天之精，它是形成人體的原始物質，出生以後藏於腎中，又名腎精；來源於飲食與呼吸之精微的叫後天之精，它對先天之精有濡養作用，與先天之精一起維持人的生長、發育和其他各種生命活動。

氣，是不斷運動的具有很強活力的精微物質，它也是構成人體和維持生命活動的基本物質。但氣是無形的，不可見的，它必須透過人體機能活動才能表現出來。比如，人的呼吸是由肺氣的推動作用實現的，體溫的恒定是氣溫煦作用的結果，抵抗疾病的能力是氣的防禦能力的體現等等。

人體之氣，統稱為真氣，分為兩部分：來源於父母的原始之氣叫元氣、先天之氣，它分佈於下焦，藏於腎中，是氣功鍛鍊的重要內容；來源於呼吸和飲食的叫後天之氣，它貫心脈，入五臟六腑，達四肢百骸，使得生命活動得以順利進行。氣功鍛鍊對後天之氣的作用非常顯著。

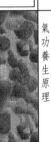

神，是一身之主宰，代表著生命的主動性。神，來源於先天之精。《黃帝內經・靈樞・本神篇》說：「故生之來謂之精，兩精相搏謂之神。」神由兩部分組成：一是元神，經由遺傳而獲得，是人體的本能調節功能，不受意識支配，和現代醫學中之自主神經的功能相似；二是識神，出生後受環境影響而形成，是一種隨意調節功能。它可是增強人的適應能力，這是識神有利的一面；同時，識神又可抑制元神，阻礙元神對身體的正常調節，特別是當不良因素作用於人體時，這種抑制作用就更為顯著，這是識神不利的一面。而氣功的入靜狀態正是抑制識神，保養元神的上佳方法。可以說，還元神以本來面目，充分調動元神的調節功能，是氣功強身健體的作用原理之一。

◆精氣神三者的關係

精氣神是生命的根本，三者之間存在著，既互生互化又相互制約的關係。精氣神之間互相依存和牽制的關係，與現代醫學中人體的新陳代謝有很大的相似之處。在這裡，精是人吸收的各種營養物質；氣是推動組織器官運動，應用各種物質進行生命活動的動力；神則發揮提供生命訊息、主宰身體活動的作用。

那麼《勿藥元論》所說的話就可以這樣理解：神作為生命活動的主宰，指揮身體氣的作用，指揮身體從外界攝取飲食和大氣之精（營養物質和氧氣這一類），並進一步轉化為人體之精（構成人體的各種物質）。實現了「鍊神生氣、積氣生精」，這一從無到有的過程；另一方面，精，即自身組成，在氣的作用下被消耗掉，轉化為人的精神活動和生命的訊息，這就是「鍊精化氣，鍊氣化神」的過程，是一個從有到無的過程。綜上所述，所謂的精氣神之間的生生化化，實際是我國醫學對新陳代謝的最基本的認識，它是有一定的科學依據的。

◆精虧、氣虛、神耗使人衰老

既然精氣神是生命的根本（這從它們與新陳代謝的緊密關係亦得到證明），那麼三者的充盛與否，將直接關係到生命的活動力，也就是健康與疾病、衰老與死亡的問題。特別是精氣神與衰老的關係，尤為歷代養生家所重視，金元醫家、養生家朱丹溪在《格致餘論》中指出衰老是由於精血虧耗所致，精血虧耗，神氣亦當受損，如此則精神萎靡，促人衰老。

◇氣功鍛鍊能保養精氣神

氣功作為養生保健的有效方法，一直十分重視對精氣神的鍛鍊。透過對丹田，也就是腎精所藏部位的意守，達到了倍補精氣、壯腰強腎的目的。同時作為一個練功者，平時要注意「養精」、「保精」，即節制性慾，以養腎中先天之精。在練氣過程中，要求呼吸細、勻、深、長，要「呼吸虛無入丹田」，以使呼吸之氣滋養先天之元氣，這樣，先天之氣與後天之氣的結合，可累氣以成真，使體內真氣旺盛。氣功對神的鍛煉，是透過調心入靜實現的。入靜時，神明而不為物欲所動，神靜而不外耗，神得到了保養。

氣功鍛鍊保養精氣神，使得精足、氣充、神旺，也正是實現了新陳代謝的良性循環，為健康長壽打下了良好的基礎。

丹田融融保安康

◇強身健體，倍受重視

丹田，是我國氣功內丹派認為可以煉「精、氣、神」以成丹（真氣）的地方。大家知道，精氣神充足是健康長壽的保證，那麼作為精氣神化成內丹的丹田，其作用之重大是不言而喻的。因此，歷代練功者，不管是道家、儒家、佛家、醫家等對其均非常重視，他們說：「丹田」可以生產像糧食一樣使人活命的金丹，丹田之名亦即從此而得。

藉由意守丹田，使丹田內真氣充盛，氣足則循經而運行全身，對五臟六腑、四肢百骸達到營養的作用；反過來，臟腑、四肢氣血充盛，功能良好又促進了真氣在丹田內的凝聚，這樣，真氣往復運轉，生生不息，自能祛病而延年，古往今來，練功者把希望寄託在丹田上也就不足為怪了。

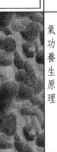

◆位置頗多，重在作用

丹田，作為練功者希望之田，究竟在何處呢？

關於這個問題的答案，歷來說法眾多，莫衷一是。而且各種說法均認為丹田在人身上不止一處。比如「三丹田說」，認為人有上丹田（印堂穴）、中丹田（膻中）、下丹田（氣海）三處；「四丹田說」在三丹田的基礎上，又加上前丹田（臍中穴）；「五丹田說」在四丹田的基礎上，再加一個後丹田（命門穴）。

不難看出，各學說之間並沒有本質的衝突，只是丹田數目的增減。由於丹田位置的不同，鍛鍊效果也不一樣，我們這裡就「五丹田說」中提到的各個丹田詳細闡述，希望大家掌握其作用，根據自己的實際情況選擇練習。

◆上丹田可凝神入氣

上丹田，即印堂穴，在兩眉正中是人精神活動的地方，又是守精養神鍛鍊氣息的起點。上丹田可凝神入氣。我國醫學認為，頭面部為諸陽之首，所以意守上丹田能使氣血上行。如果練功不得法，往往會出現頭痛、頭緊、頭重等不良反應。特別是老年人，由於腎精虧耗常表現為頭重腳輕、步履不穩的「上盛下虛」現象，如再意守上丹田，越發加重了上實之勢，所以，在一般情況下，不宜意守上丹田，即使是有一定練功基礎者，也不宜久守此丹田，以免產生偏差。

◆中丹田可益氣健脾

中丹田，即膻中穴，位於兩乳頭正中，意守該處可益宗氣、健脾胃，另外該穴對婦科疾病也有一定的治療作用，特別是婦女經期不宜意守下丹田等下部穴位時，可改守膻中。

◆下丹田可益虛補損

下丹田，即氣海穴，在臍下三指寬處，我們一般所說的意守丹田指的就是下丹田。下丹田的重要性很早就為人們認識，可見，下丹田為元氣之本、生命之本。長期意守此處，不僅可生發元氣，補諸虛百損，且能強壯身體，延緩衰老。

現代醫學也認為，下丹田為人體腹部神經集中的地方，意守下丹田，易於形成腹式呼吸，改善消化系統的功能，且能促進血液循環，增加回心血量，改善全身各組織器官血液供應。

◆前丹田可養後天之氣

前丹田，即臍中穴，透過對臍中穴的鍛鍊，可調補後天之氣（包括呼吸之氣、水谷之氣），同時，它也能幫助形成腹式呼吸。

◆後丹田可壯腎中陽氣

後丹田，即命門穴，為正對臍中後腰部，歷代醫者對命門穴非常重視，稱它為「生命之門戶」。命門者，諸精神之所舍，原氣之所繫也。可見，命門穴具有藏元氣、蓄精的重要作用。透過意守命門，可強壯腎中元陽，充實命門之氣，加強人體的氣化作用，對年老命門火衰⑤、腰膝酸疼有很好療效。

關於丹田，以上已作了較為詳盡的闡述，需要特別指出的是，我們在練功時，往往是意守以穴位為中心的一個圓形區域，而不是僅限於某一點，比如意守下丹田，是意守從肚臍至關元穴（臍下三寸處）這一範圍，也就是把以氣海穴為中心周圍一・五寸的區域均視為下丹田。這樣，意守部位大而模糊，既便於意守，又利於入靜，很容易取得療效。

2 氣功鍛練的基本方法

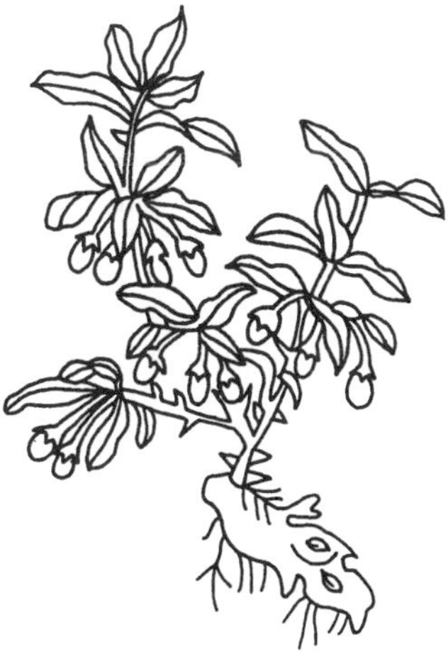

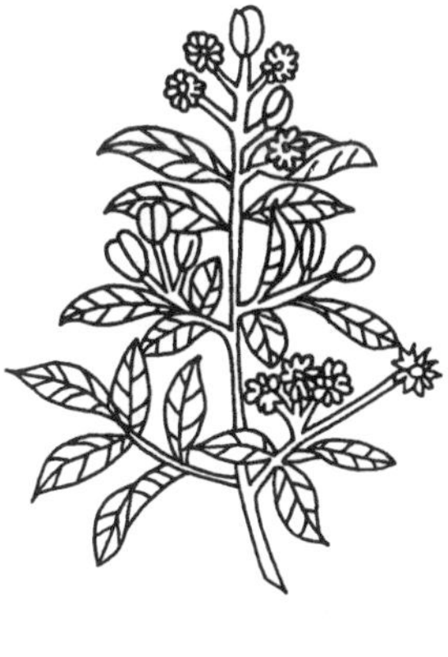

調身要外形正、身體鬆

◆調身是氣功的入門功夫

調身，是練功者對身體的姿勢和動作進行一定的控制，又稱調形、煉形。調身是氣功的入門功夫，初習者應認真按要求完成調身動作，為以後練功打下基礎。

◆形正則氣順，體鬆則氣活

形體乃氣之所依，意之所寄，正確的調身姿勢，可以使全身處於合乎生理要求的舒適狀態，能疏通經絡，暢達氣血，促進真氣在體內流動。正如前人所說，形正則氣順，體鬆則氣活。

應該說，形正體鬆是對調身的一個整體要求，但要做到這一點，還要從身體局部姿勢的調整開始。

由於功法的不同，四肢的動作也有所差異，但頭頸軀幹的調整卻大致相同，一般的要求是：頭正直。（彷彿有一根繩子在百會穴處把人懸吊起來），展眉落腮，面帶微笑，眼微閉露一線微光，口唇輕閉，舌抵上顎（發音「甜」時舌的位置），下頷微內收，頸項正直，含胸拔背（輕吸氣時胸廓所處之狀態），鬆腰，收小腹，垂尾閭（彷彿一重物懸於尾巴骨的感覺），提肛如忍便。其實，這些調身動作的一個重要目的是，使脊梁骨由原來的彎曲程度盡可能的縮小，以利於氣血的運行。

另外，調身還要處理好鬆與緊、剛與柔的關係。肌肉一定程度的緊張能夠維持必要的姿勢，在此基礎上再進一步要求肌肉放鬆，要求做到緊中有鬆，鬆中有緊，緊而不僵，剛柔相濟。

下面就臥式、坐式、站式、走式、自由式五種不同的調身姿勢逐一加以說明。

◆臥式要求「臥如弓」

臥式通常在床上進行，適合於年老體弱及睡覺前後的氣功鍛鍊，臥式的優點是有利於全身肌肉的放鬆，易於形成腹式呼吸，且容易誘導入靜，臥式通常又有仰臥、左側臥、右側臥、半臥式，具體做法如下：

仰臥：自然平躺於床上，頭放於枕上，枕高以自我感覺舒適為宜，口眼輕閉，舌抵下顎，下肢自然伸直，兩腿間隔與肩等寬，腳尖略向外撇，兩手輕放於體側或疊於小腹上（如圖1、2）。

仰臥適於體弱及睡覺前練功使用，但易致昏沉，甚則朦朧睡去而影響練功質量。

右側臥：以身體右側貼靠在床上，頭放在高度適宜的枕上，口眼輕閉，舌抵下顎，下頜微內收，使頭稍向胸部靠攏，軀幹部略彎曲成含胸拔背之勢，右手掌心向上，屈叉放在距頭十公分左右的枕上，左手五指分開，掌心向下，自然伸直輕放於髖關節處，右腿自然伸直，左腿曲膝成一二〇度疊放在右腿上（如圖3）。

右側臥可減輕下心臟的壓力，適用於心臟有疾病之人。

左側臥：基本同右側臥，只是手腿的位置相反。

左側臥對心臟和胃有輕微的壓迫，一般不宜採用。

半臥式：在仰臥的基礎上，將上半身及頭部墊高，使身體與床呈四十五度角，其餘要求同仰臥式。

半臥式適用於心臟病、哮喘、慢性支氣管炎及其他疾病不能平臥者。

◆坐式要求「坐如鐘」

「坐如鐘」即要坐得端正平穩，具體又分為平坐式、靠坐式、盤坐式和跪坐四種：

平坐式：選擇高度適當的椅、凳或床，以臀部三分之一或二分之一平坐其邊緣，頭頸軀幹姿勢及上肢的調整，要求鬆肩空腋，肘墜而懸，五指舒展，掌心向下，輕放在大腿上，下肢要求腿分開，與肩同寬，小腿與地面垂直，大腿與小腿垂直（如圖4、5、6）。

靠坐式：上身靠坐在椅或沙發上，其他要求基本同平坐式，但雙下肢可伸出。

盤坐式：主要又分為自然盤、單盤和雙盤三種。

1.**自然盤：**用柔軟的墊子把臀部略墊高，然後把兩小腿交叉相盤成八字，上下左右可按自身的習慣，兩手相合。上體的其他要求，均可參照平坐式（如圖7）。

2.**單盤：**基本同自然盤，只是要把一隻腳放在另一條大腿的上方，要求上面腳的腳尖和下面腿的膝頭相對。初習練功的人，如果感覺不舒服或麻木，可左右調換兩腿的位置（如圖8、9）。

3.**雙盤：**又名趺坐、吉祥坐、降魔坐。軀幹部的調整同自然盤，只是對腿部要求更高。先把左腳放在右大腿上，再把右腳放到左大腿上，從而使兩足心、兩手心和頭頂心五心朝天。這種五心朝天的練法，一般不易做到，特別是老年人，此時可按先自然盤，再單盤，最後雙盤的順序逐節練習。雙盤雖說難度較大，但姿勢平穩、易於入靜。

盤坐為練功者常用的調身方法，但初習者往往坐一會兒，便有下肢麻木的現象出現。輕微者可不去管它，若比較重的，可借助雙手把腿伸立，或站立稍微活動一下，或從腳跟向上輕輕按摩幾次，一般幾分鐘麻木感即能消除。另外，盤坐的姿勢擺好後，可將身體前後左右晃動幾下，以找到最舒適最佳的位置，這樣，也能夠防止下肢的麻木不適。

跪坐式：兩膝跪在軟墊或床上，小腿與大腿重合，兩腳掌交叉，右腳在下，左腳在上，放於右腳處。比較簡便的做法，可只做到兩腳大趾根部重合。兩膝自然分開，男子相距兩拳距離，女子相距一拳距離。

跪坐勢具有較好的鎮靜作用，當用其他坐式易致昏睡時，可運用之。

(1)

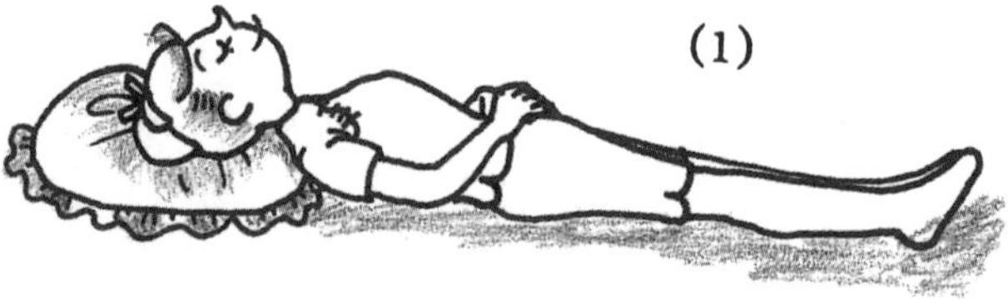

(2)

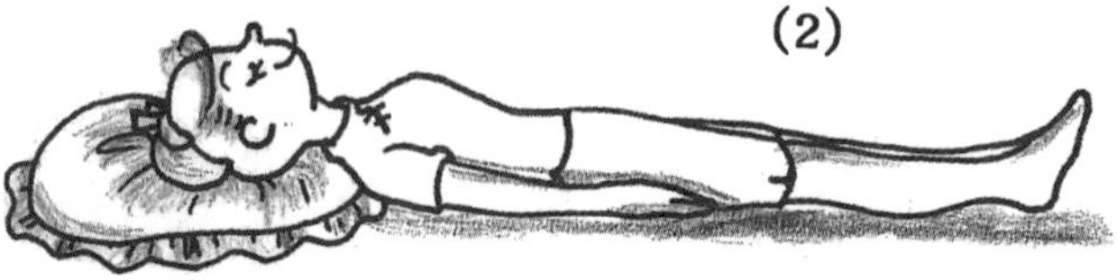

(3)

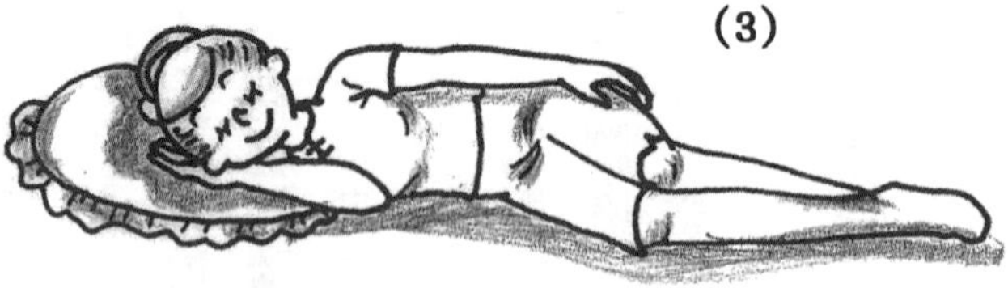

(4)

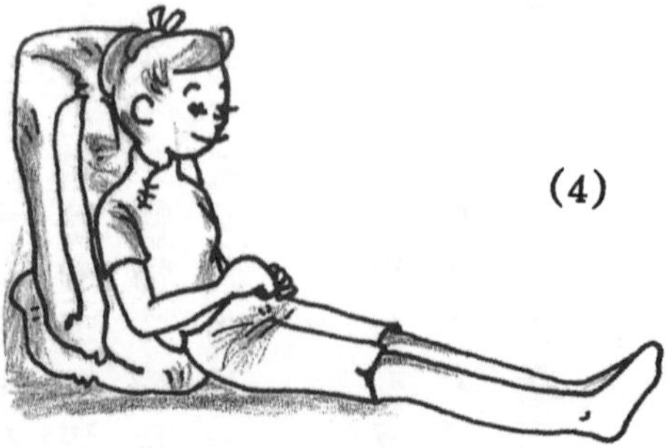

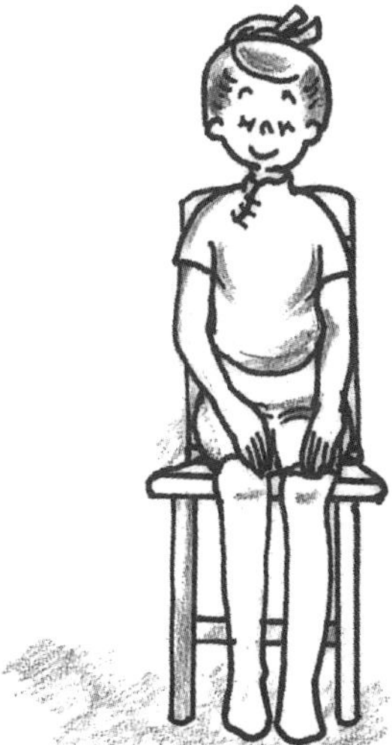

(5)

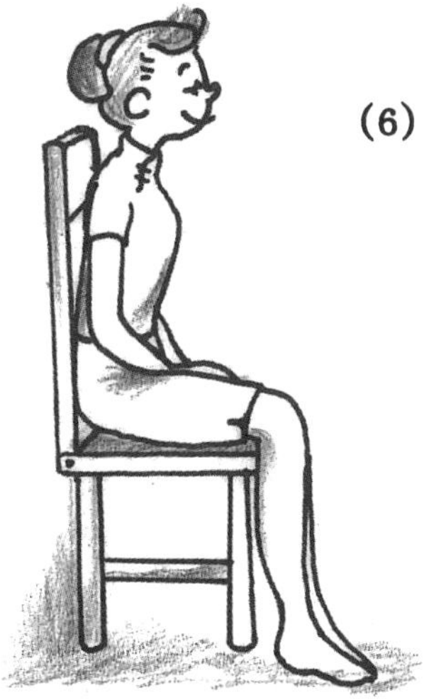

(6)

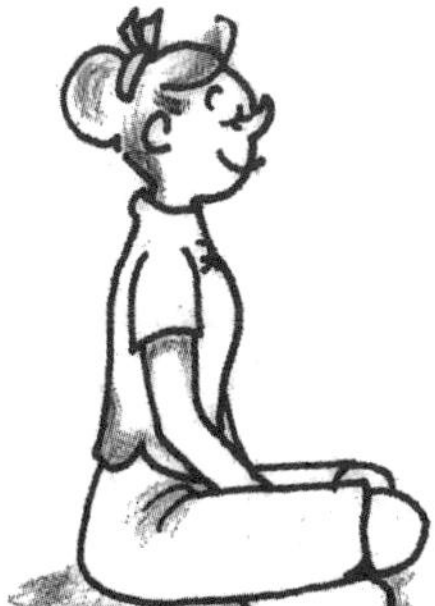

(7)

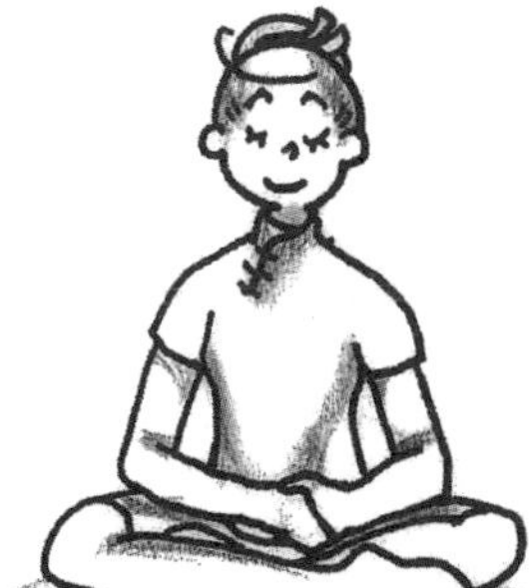

(8)

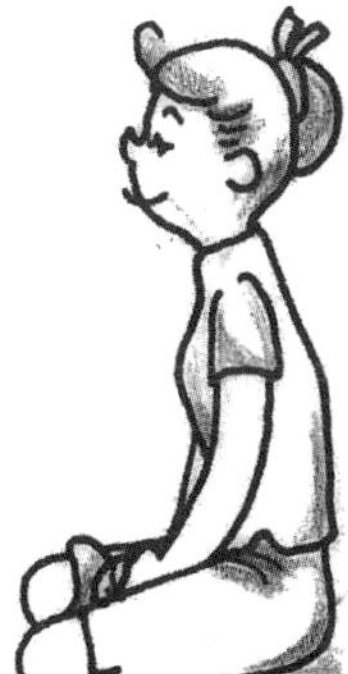

(9)

◆站式要求「站如松」

站式又名立式、站樁，要求「站如松」，即要站得剛勁挺拔，有足心吸地，穩如泰山之感，站式又分為自然式、三圓式、下按式等，具體見後文「祛病益壽站樁功」部分。

◆走式要求「走如風」

走式又稱行步功，要「走如風」，即走得輕鬆自然如風。

◆自由式要求「放鬆自然」

自由式不要求採用某種固定姿勢，隨時隨地進行練功，目的是為了放鬆全身，解除疲勞。

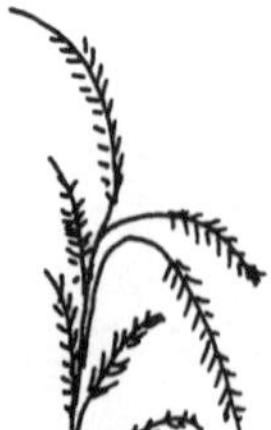

調息注重呼吸

◆呼吸往來，卻病延年

從嬰兒呱呱落地開始，一呼一吸便伴隨著人的一生，我國醫學認為由肺吸入之清氣可化生真氣，氣功鍛鍊的調息，透過有意識的控制呼吸的深度、節奏等加強了人體產生真氣的能力，使得真氣更加充盈，正如古人對調息的認識：「呼吸往來，卻病延年」。

現代醫學研究證明，透過有意識的控制呼吸，特別是深長的腹式呼吸能明顯的調整自主神經系統功能，改善交感和副交感神經的張力，並進一步提高內臟器官的功能。

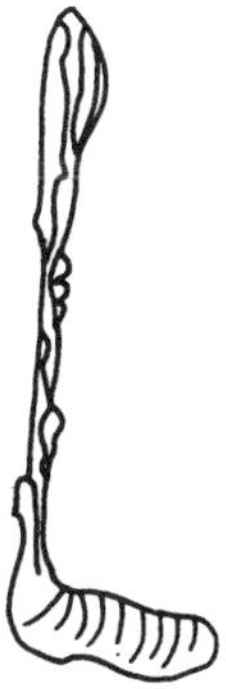

調息方法一般有以下幾種：

◆自然呼吸要柔、細、勻

自然呼吸是指人們按照自己原來的呼吸頻率和習慣進行的呼吸，這種呼吸的特點是柔和細緩，均勻自然，思想上毫不在意，若無其事。自然呼吸適合於初習氣功者或年老體弱及病人等採用。

自然呼吸又包括胸式、腹式和混合式三種呼吸方式。其中，胸式自然呼吸多見於成年女子，主要靠胸腔的擴大和縮小完成；腹式自然呼吸多見於成年男子，靠腹部的起伏來完成，但在起伏的幅度上比下文所指之腹式呼吸為小；混合式自然呼吸指的是胸腹隨呼吸同時起伏的呼吸方式。

◆腹式呼吸，凝聚真氣

腹式呼吸是一種常用的呼吸方法，它以腹部的劇烈起伏及橫膈膜（把人體腔分成胸腔和腹腔的結構）上下運動為特色，又分為順腹式和逆腹式兩種：

順腹式呼吸：鼻吸鼻呼，先吸氣，橫膈膜下降，腹肌放鬆，腹部隆起；呼氣，腹部肌肉收縮，腹部凹陷，橫膈膜上升，氣由鼻而出。

逆腹式呼吸：仍用鼻吸鼻呼，光吸氣，橫膈膜下降，腹部肌肉收縮，腹部凹進；呼氣時腹肌放鬆，腹部鼓起橫膈上升，氣由鼻而出。

腹式呼吸能幫助入靜，促進真氣在丹田的凝聚，具有氣沉丹田的作用。從現代醫學的角度看，腹式呼吸除了依靠自主神經系統對五臟六腑發揮其間接調節作用，同時還直接作用於呼吸系統和消化系統，如深長的腹式呼吸擴大了橫膈膜的運動範圍，改善了肺組織的彈性，從而增加了肺活量，延緩了肺臟功能的衰退。

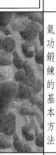

同時，腹部的收縮和舒張對腹腔內各消化器官，比如胃、肝、小腸、大腸等具有柔和的按摩作用，可以加速血液循環，促進其正常蠕動，特別是逆腹式呼吸，由於其造成的腹腔內壓力的變化更甚，因而對改善消化系

統功能效果也更好。如能在做腹式呼吸時再配合提肛（吸氣時提肛，呼氣時放鬆），則對中氣下陷疾病，像胃、子宮等內臟下垂以及痔瘡等病療效尤佳。

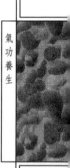

腹式呼吸雖有較好的保健治療作用，但各類心臟病患者、孕婦、高血壓及年老體弱者應慎用或禁用，以免產生意外。

◆養生之方，以胎息為本

經過長期腹式呼吸的鍛鍊，腹部由原先在意識支配下的一起一伏，變成不須藉助外力而自然而然的起伏，此時「呼氣綿綿，吸氣微微」，呼吸之氣，輕微的幾乎感覺不到，而只在丹田之處，一開一合，「如兒在胎中，無呼無吸，氣血轉運，謂之胎息」（萬全《養生四要》）。

關於胎息，歷代記載頗多。如《抱朴子・釋滯》：「得胎息者，能不以口鼻噓吸，如在胞胎中。」這是胎息的一個原始定義。胎息的健身抗衰老作用，人們也已經認識到，宋代的蘇東坡更一目了然的指出：「養生之方，以胎息為本」，可見胎息對於養生抗衰老之重要性。

那麼，究竟如何練成胎息呢？

袁了凡在《攝生三要》中說：「初習胎息，須想其氣，出從臍出，入從臍入，調得極細，然後不用口鼻，但以臍呼吸，如在胞胎中。」今天看來，袁了凡的這種練胎息的方法，是建立在腹式呼吸鍛鍊基礎之上的，只有經過長期的腹式呼吸鍛鍊，循序漸進，方能達到「真人之息自游絲，往來真息自悠悠」的胎息狀態。

胎息之所以具有很高的健身養生價值，在於進入胎息狀態後，已高度入靜，此時，神入氣中，氣包神外，神氣相合，長命百歲也就不足為怪了。

◆體呼吸，鍊神還虛

體呼吸，又稱毫毛呼吸，是練功者在胎息的基礎上，進一步形成的更高層次的呼吸方式。

胎息形成以後，呼吸已經細微得練功者自己都很難覺察到，進入「綿綿綿若存，若有若無」，似無出入境界，而只有丹田的一開一合，一呼一吸，此時，只要稍加意念，意想宇宙天邊之氣在吸氣時，從全身毛孔向丹田匯聚，同時毛孔漸合；呼氣時意想丹田之氣，逐漸從開放之毛孔向外向無限遠處擴散，如此全身毛孔無不在呼吸，真正的呼吸器官已失去存在意義，這就是體呼吸。體呼吸時，物我兩忘，天人合一，人與自然融為一體，進入了練功的最高層次——鍊神還虛階段，從此自當袪病延年。

◆呼吸方法，不拘一格

上面比較系統的介紹了自然呼吸、腹式呼吸、胎息和體呼吸這四種呼吸方法，另外尚有幾種比較常用的呼吸方法，比如停閉呼吸法、風呼吸法、踵息法，我們也略加介紹：

停閉呼吸法：在呼吸過程中，有意識的暫停一會兒，然後再繼續呼吸的一種呼吸方法。停閉呼吸法可以平衡陰陽，這在「陰陽調和必然健康長壽」中已有說明，不再贅述。根據陰陽盛衰情況的不同，停閉呼吸又有針對性地分為三種鍛鍊方法：

1.吸停呼法：以鼻呼吸，先吸氣，做一閉氣停頓，然後呼氣，本呼吸法可助陽祛寒，適用於陽虛怕冷，胃腸功能不好者。

2.呼吸停法：以鼻呼吸，先吸氣，然後呼氣，做一閉氣停頓，再完成下一組動作，本呼吸法具有養陰清熱作用，適用於陰虛陽亢⑥者。

3.吸停吸呼法：以鼻呼吸，先吸少許氣體，做一停頓，再吸氣，吸完後呼出，本呼吸法亦具有助陽作用。

風呼吸法：是一種帶有聲息的呼吸方法，要求鼻吸鼻呼，但聲音不要太大，以自己能聽見為度。風呼吸法的一般形式是：吸——吸——呼——。

踵息法：是一種深呼吸方法，只是因其與意念結合而不同於一般調息。意與氣合，意氣相隨是該呼吸方法的特點，做法如下：

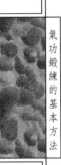

取坐、臥、站式均可，先吸氣，以意引氣至臍內（神闕與命門連線前三分之一處），靜守片刻，呼吸也自然的做相應停頓，隨後呼氣，此時將氣自臍內經關元穴、會陰穴沿腿內側至腳心湧泉穴，靜守片刻，呼吸也自

然做相應的停頓，隨後吸氣，吸氣時，以意將氣自湧泉穴經腿後側沿尾骶骨（長強穴）、命門導引至關元穴。總的過程：呼氣，氣由臍內至湧泉穴；吸氣，氣由湧泉穴到達臍內。如此一呼一吸，氣也一升一降，每練五～十次，在臍內意守五～十息（一呼一吸為一息）。練習踵息時，以緩慢、柔和、均勻為要領，如感到氣息上升不穩或不好掌握，可只注意呼氣，或改練其他呼吸方法。

以上對如何調息做了一個大概的介紹，只要大家按照要求去做，效果應該不錯，但也有少數人會感到胸悶憋氣等不良反應。出現不良現象的原因不外乎兩個，一是調身做得不好，調身是調息的前提，古人云：「形不正則氣不順。」因此正確的調身姿勢，有利於保持氣機的通暢。

第二個原因，往往是由於勉強拉長呼吸造成，這違反了氣功自然而然的原則。所謂的「吐維細細，納唯綿綿，吐唯長長，納唯深深」，也是要經過刻苦訓練才能形成的，不是一朝一夕的功夫便可企及的。

專心一致才能調心神

◆調心，是氣功鍛鍊的核心

氣功的核心成分是調身、調息、調心。而「三調」中的「調心」，也稱調神、鍊意，是調控思想，情緒和意識的方法，又是核心的核心。

氣功鍛鍊之所以要進行調心，是因為心在人體中居於十分重要的地位，是五臟六腑的首領，與健康、疾病關係十分密切。《黃帝內經・靈樞・邪客》說：「心者，五臟六腑之大主，精神之舍也。」可以說，氣功調身既能養心安神，又是「先治其心」的一味良藥。

◆調心可改善內臟功能

中醫所謂的「心」，包括了大腦和心臟的功能，現代醫學已肯定了中醫關於「心病還須心藥治」的理論，透過氣功的調心，可以實現交感神經和副交感神經協調工作，從而影響自主神經所支配的內臟器官，可以改善內臟器官的功能，有效防止和治療疾病，維護人體健康。

◇萬念俱泯，一靈獨存

人生在世，大腦總是在進行思考，所謂心猿意馬，正說明了思緒的紛繁蕪雜，氣功上把這種紛亂的思緒叫雜念，雜念的產生，一方面影響入靜，進入不了氣功態；另一方面也常常導致氣機的運行失常，特別是惡念，即不良念頭，其影響就更壞了。

可以說，意守做為一種調心的手段，它把意念集中到體內某一部位或體外的某一事物，以一念代萬念，「萬念俱泯」而「獨存一靈」，很好的達到了消除雜念，安然入靜的目的，同時，意守還能調動真氣循徑運行，促進真氣的凝聚，對培育人體正氣也很有幫助。

◇用心守則著相，無意求則落空

意守做為調心入靜的手段，是為調心服務的。但是，意守有一個火候問題，也就是說，該意守到什麼程度才恰到好處？關於這一點，前輩練功者已有正確論述，他們講：「不可用心守，不可無意求，用心守則著相，無意求則落空。」因為意守本身就是一種意念活動，如用意太過太重，一個心思去想，反而不能達到調心的目的，相反，意念太輕，又達不到調動真氣運行，促進真氣凝聚的目的，這兩者都是不可取的。

正確的意守方法應該是似意又無意，似守而又非守。但真正做起來仍有一定難度，以下兩種方法，希望能對您的練功有所幫助。其一，可採取一守一散的辦法，即意守某一部位，待雜念消失後，可放棄意守，不加任何意念，任其自然，如此反覆，自當有效。其二，可把意守部位想像較大而模糊，若有若無，這種方法，也很有效。

下面具體談一下該如何意守：

意守穴位法：按意守的要求，把意念輕輕放在身體的某些穴位上。我們知道穴位是人體輕氣會聚出入之所，人體的穴位眾多，僅在經絡系統的循行路線上，就有二六十多個，再加上一些經外奇穴，更是數以千計，但在氣功用心意守時，常用的有以下幾個穴位：

1.**湧泉穴**　在足底前三分之一足心凹陷處，為足少陰腎經一井穴，是腎氣之根。意守此穴，具有增強腎氣，引氣歸元，充實元氣，滋陰潛陽的作用，對神經衰弱、高血壓、心臟病等疾病有很好療效，古人云：「頂門之竅露堂堂，足根之機活潑潑。」經常意守湧泉穴，可以使氣血流暢，人也顯得生機勃勃。

2.**大敦穴**　位於大腳趾前外側端，為足厥陰肝經井穴，可用於治療實證所致之頭脹頭痛等病症。

3.**足三里穴**　該穴位於膝下三寸外側之凹陷處，為足陰明胃經會穴，有人稱之為長壽穴，意守該穴可改善脾胃功能，胃部脹滿等胃部疾病尤為適宜。

4. **會陰穴**　男性陰囊根部與肛門中間，女性大陰唇聯合與肛門中間。實際運用時，二陰周圍處均可視為會陰穴。會陰為任、督、衝三脈會聚之地，會陰的放鬆可以帶動全身放鬆，長期意守會陰，會感到會陰部隨著動作與呼吸，自動微微起伏。

5. **勞宮穴**　位於掌心，是心包經要穴，意守勞宮可交通心腎，對調節心腦功能，預防心腦疾病有一定效果。

意守經絡法：經絡學說是我國醫學的一個基本理論，經絡是氣血流動的通道，它把人體的五臟六腑、四肢百骸連結成一有體的整體。經絡通暢，氣血運行正常，人體處於健康狀態，經絡瘀阻，氣血流動發生了障礙，人就會生病。

所謂意守經絡，就是使意念沿著一定的經絡路線運行。進行連續流動的循經意守，可以調動氣血循經運行，達到疏經活絡的作用，且能培護人體的正氣。

意守經絡法常用於一些通大小周天的功法中。

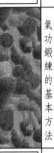

意守丹田法：詳見本書之「丹田融融保安康」。

意守呼吸法：就是把意念與呼吸結合，寄心於息，從而排除雜念，達到調心入靜的方法。又分為以下五種：

1. **數息法** 練功者默數自己的呼吸，一息（一呼一吸）為一次，可以從一到十，從一到百，乃至千，如此或數出息，或數入息。數息日久，寓心於息，思想逐漸的安定，雜念全無，進入入靜狀態，此時可放棄數息。

2. **隨息法** 心意隨呼吸出入，心隨於息，息亦隨於心，心息相應，綿綿密密，久而久之，心息漸細，意境達到凝靜境界。

3. **止息法** 不管呼吸，只把意念若有若無的休止於鼻端處。如此，會感到全身好像慢慢消失，泯然而入定。

4. **觀息法** 閉目內視呼吸之一出一入，似看空中風，了無實在，觀息日久，心眼開明，心定意寧。

5. **聽息法** 春秋時莊子首先提出，即用心意聽呼吸之聲，正常人呼吸時沒有聲音，特別是做氣功時，一般更不會發出絲毫的聲響，但我們每個人卻又都知道氣在一出一入，這裡面有人的本體感覺在作用。聽息法正是運用這一原理，透過聽息，使意念專一，進而聽氣，聽神，神氣合一，進入氣功態。

觀想法：透過練功者用眼看或用心想像某些事物，達到調心入靜的一種方法。又分為意守外景法和意想事物法兩種：

1. **意守外景法**　練功者把自己的意念活動放在外界的景物上，借以調心的一種方法。

外景多種多樣，例如：芬芳的花草、蒼翠的樹木、優美的繪畫、雕塑、青山、綠水、明月星空，以及碧藍的天空等等，都可作為意守的內容。意守時，要集中注意力，兩眼平視（也可半閉），寧靜的注視意守的景物。坐著練功時，可先守外景，排除雜念後，眼睛可自然輕閉，改為意守下丹田。

守外景時，注意要選擇自己喜歡的景色或景物（不要選擇淒涼的景色和討厭的景物），這樣的意守，對於身心健康，能發揮良性刺激的作用。

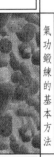

景物要在自己一公尺以外，不要太近，視線的高度，一般與兩眼相平為宜，也可稍高或稍低一些，但不宜過高或過低，以免使體內氣息升降太過，當然，這還要根據各人的具體情況來定。

2. **意想事物法** 練功者以自己的意念活動，回憶以往生活中自己所喜歡的某些事物，把意念集中到這些事物上，以便調心入靜。

意守的對象很多，凡是自己經歷過的美好的、使人心曠神怡的景物，如山川大地、田野、大海、花草、樹木，以及使人感到輕鬆舒適愉快的各種感覺，如工作順利完成，洗溫水浴、朋友久別重逢的感覺，都可做為意想的內容，但同意守外景法一樣，切忌想像不愉快、令人討厭的事物或心情，如工作不順利、吵架等等，這樣的意想不利於身心的健康。

◆默念字句，悄然入靜

默念法是用意用心去念一些詞句，達到默念字句，悄然入靜的目的，有以下幾種鍛鍊方法：

默念詞句：具體默念哪些詞句，可根據練功者自己情況，有針對性地選擇，如神經官能症和高血壓患者，常易焦慮、緊張，可以默念「鬆」、「靜」、「身體鬆」、「思想靜」、「精神愉快」、「血壓下降」等詞句。默念這些字句，不但可以調心入靜，而且字句本身可透過人體的第二訊號系統，對練功者產生特殊的治療作用。

吸「靜」呼「鬆」法：練功時根據呼吸的節拍進行默念。

吐氣法：練功者在呼氣時默念「噓、呵、呼、吸、吹、嘻」，此種默念法常用於臟腑實證的治療。

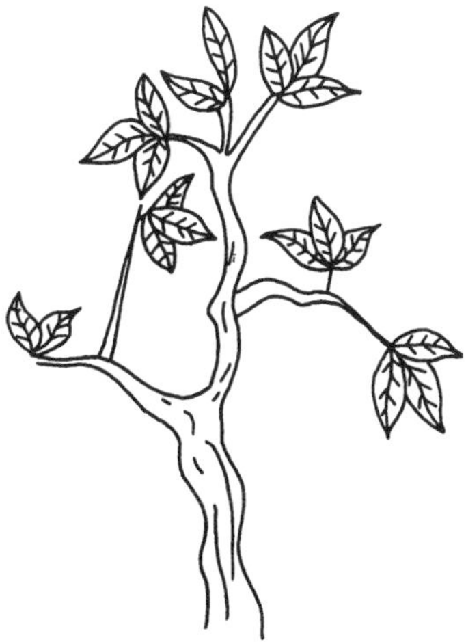

3 氣功鍛練的效應

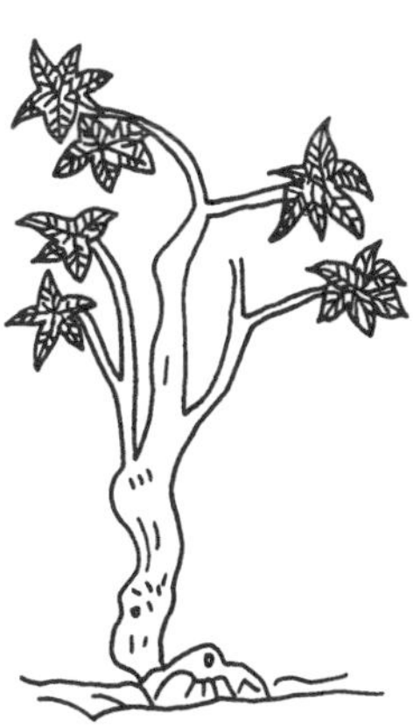

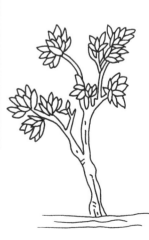

超然入靜忘所在

◇氣功可健身，奧秘在入靜

《黃帝內經‧素問‧上右天真論》說：「恬淡虛無，真氣從之，精神內守，病安從來？」這段話是有關氣功強身健體的較早的文字記載，它指出「恬淡虛無」、「精神內守」使真氣運行，百病不生，這種「恬淡虛無」、「精神內守」狀態，就是入靜。所謂入靜，是氣功鍛鍊過程中出現的意念專一，思維高度靜化中並與外界中斷聯繫，同時又保持清醒的一種特殊狀態，它是氣功強身健體、祛病延年的奧秘所在。

◇入靜—元神本能的充分體觀

入靜之所以是氣功強身健體、祛病延年的奧秘，在於它抑制了識神對元神的干擾，發揮了元神的本神調節機能。識神元神定義及其作用參見「人有三寶精氣神」部分。

在日常生活中，元神的功能並沒有完全表現出來，因為我們無時無刻不在遭受七情六欲的騷擾，元神亦為識神所抑。當我們做氣功入靜時，一切煩惱憂愁盡皆置之度外，識神對元神的不良影響亦隨之而去，元神的調整臟腑、和暢氣血功能得以順利實現。

◆入靜—特殊的人體功能態

入靜狀態與平常狀態不同。現代科學認為它是一種特殊的人體功能態氣功功能態，處於此功能態下，人體內產生了一些奇妙的變化。目前，對這一功能態尚在進一步研究。下面就一些公認的研究成果做一介紹：

對神經系統的作用　氣功入靜狀態是對大腦皮層的整體調整，具體包括以下兩方面：

1. 對大腦皮層高級中樞興奮和抑制功能的一種積極合理的平衡和最優

化的交替過程。人體的一切活動，無論是腦力勞動，還是體力勞動，或者是自身的一些生理活動，都是建立在細胞的興奮和抑制基礎之上的，特別是對神經細胞的正常興奮和抑制更有著至關重要的作用。

由於神經細胞興奮持續的時間太長或過於劇烈，使神經系統賴以興奮的物質基礎大量消耗，導致了神經系統有序化和系統化的破壞，產生疲勞，並最終使身體衰弱或發生疾病。

根據神經活動產生的規律，興奮過程必須在抑制過程的參與下才能順利完成。入靜狀態時大腦皮層所處的良性的抑制，實現了興奮與抑制合理的平衡和優化的交替過程，保證了整個神經系統有序化、系統化，避免了疾病抑制狀態下，由致病因素引起的不良刺激和緊張訊號，能得到減輕或消除，打破了疾病的惡性循環，根除了皮層中的病理興奮灶，使許多疾病，尤其是皮層——內臟疾病，如高血壓、潰瘍、哮喘等，有可能從根本上得到治療。

2.自主神經功能趨向穩定。人體內各種生理活動絕大多數都是非自主性的，受自主神經控制。自主神經又分為交感神經和副交感神經，它們共同作用，相互拮抗，當交感神經活動加強時，副交感受抑而減弱其活動；副交感神經活動加強時，交感神經受抑，活動減弱。它們之間作用的相對平衡，是體內各組織器官功能正常的保證。

但是，通常情況下，交感神經常表現為興奮增強。而副交感相對的受到抑制，這就導致了像疲倦、頭痛、精神緊張、失眠等不良現象的產生，進一步可誘發人體患病。氣功的入靜狀態，能夠使副交感神經興奮增強，整個自主神經系統功能趨向穩定、平衡。

對能量代謝的作用　入靜時能使能量代謝由耗能型向儲能型發展。研究證明，入靜狀態比清醒狀態下，代謝率和耗氧量都明顯下降，氣功狀態比正常時的氧耗量約低十六～三十四％，而睡眠時只低十％，可見氣功態消耗的氧比熟睡時還低二～三倍，已低於基礎代謝所需的最低耗氧標準。但此時身體的活動不是靜止或減弱，而是改變了性質，向能量的貯存和機能的修復轉化。而且練功的呼吸週期變長，節律變慢，由每分鐘十六～二十次減至十次以下，甚至三次。並且入靜的程度越深這種現象越明顯，維持的時間越長。

同時，氣功態時心率也可由每分鐘七十～八十次減至六十次左右，這樣，每小時心臟減少跳動六百～一千二百次，這不僅使心臟耗能降低，而且明顯的提高了其工作效率。因為心臟本身的營養供應是在兩次搏動的間隙時間內完成的，心跳變慢，間隙時間就越長，心臟既能得到大量的血液以補充營養，又可以充分的休息，使心臟跳動得更有力，能夠用較少的搏動次數輸出大量的血液，滿足身體的需要。

此外，如前所述，大腦皮層的高度有序化和系統化，也可減少耗氧三分之一左右。但胃腸的消化吸收功能卻是增強的，故使機體的儲能作用增強，向著健康長壽的方向發展。

◆三調皆為入靜，以調心作用為最

入靜狀態，也就是氣功狀態，是氣功強健體魄，延年益壽的關鍵所在，是衡量是否練功得法的一個標準，入靜的重要性是不言而喻的，那麼，究竟如何才能進入這種狀態呢？

調身、調息和調心，這三調作為氣功鍛鍊的基本方法，有各自不同的健身價值，具有相對的獨立性。但從入靜的角度上看，他們又以入靜為共同的目標。這其中又以調心對入靜的作用最大。缺少了調心的調身和調息，要麼只是活動活動筋骨，如同做廣播體操；要麼是傻坐靜等，根本談不上入靜。

唐代詩人白居易批評這些「心去南東西北」之人是「棄個死屍」。同時，形體的調整，呼吸的順暢又為調心入靜打下了基礎，很難想像剛經過劇烈運動，氣喘噓噓之人能馬上進入練功狀態，從容入靜。他（她）必須先放鬆肌肉、調勻呼吸，即要調身，調息才能進一步調心而入靜。

靜極生動說氣感

◆心安神定，靜極生動

在氣功的鍛鍊過程中，由於調身、調息和調心而進入入靜狀態後，全身或局部會出現一些特殊的感覺，這些特殊的感覺叫氣感，出現氣感叫得氣。氣感是靜極坐動，真氣勃發的表現。入靜後，氣機通暢，使得氣血循經流動，被練功者所感知，即是氣感。

現代研究證明，入靜時，大腦對身體內部的感知覺更加敏銳，使以前不易覺察的變化也能被感知，而且由於三調，特別是調心意守造成局部循環血流的變化，或神經系統中內源性嗎啡物質的釋放等，均可形成某些為練功者所體驗到的動觸現象。

◆形式多種多樣，感覺變化萬千

由於練功者個體以及進入氣功態程度深淺的差異，產生的氣感是不同的。氣感可謂是形式各異，變化萬千，古人就有「八觸」、「十六景」之說。結合練功實驗，我們把常見的氣感略做介紹：

動　練功者可感到局部肌肉跳動。

癢　皮膚發癢，如同蟻行。

暖或熱　表現為全身或局部有融融暖意，或熱流感，暖或熱常集中在手足或意守部位，多數練功者可感覺到這種氣感。

輕　練功恍惚覺得身體越來越輕，似鴻毛一樣飄起來。

重　身體有下沉重墜的感覺。

掉（動搖）　身體搖晃跳動。

大　自覺身體高大而充斥天地之間。

小　身體有縮小的感覺。

◆順其自然，功夫漸增

氣感多由於氣血運行產生，是練功過程中必然要出現的正常現象，但它同時也是功夫不深、自制力不夠的表現。練功者若過分追求氣感，忽略了氣功調心的要求，很容易造成某些感覺不必要的放大，甚則某些無氣感者可因此無中生有的產生所謂「氣感」。特別是當練功者出現自發動作後，若仍過分追求，往往因此而大動不止，功後不但不會出現真正自發功之後的輕鬆舒適感，反而心煩意亂、疲憊不堪。

因此，對待氣感應該有一個正確的態度，就是要不盲目羨慕有氣感者；出現氣感者要任其自然，不故意放大，這樣，隨著功力的加深，自制力的增加，氣感便會自然而然的消失。

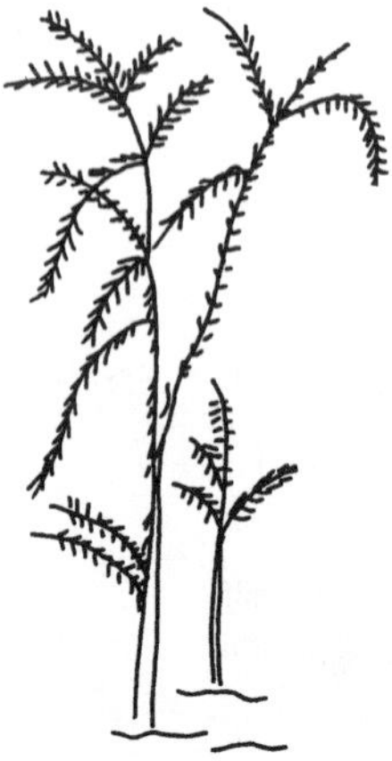

效應各異分良莠

◆練功得法，正氣加強

練功的方法正確，並持之以恒的練習，一段時間後，體內正氣加強，往往練功者會感到身體內部發生了一些變化：

遍身或局部溫熱微汗　由於練功者特定的調身姿勢，深長的呼吸和意念的集中，造成全身或者局部血液循環加快，末稍血管擴張，因而表現為皮膚溫度升高，且伴有出汗現象。據測定，透過意守可使血流增加三十％，溫度上升二～三度。約有六十～七十％的人會有此反應，只是要溫而不熱，微微汗出，並非大汗淋漓。

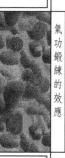

胃腸蠕動加快　調息時腹肌和膈肌的劇烈收縮和舒張，加快了胃腸的蠕動。練功者往往可以聽到腸鳴嚕嚕，矢氣⑦頻頻。同時深腹式呼吸對腹腔內腔器、特別是消化器官柔和的按摩作用，也提高了消化系統的功能，練功一般時間後，表現出食欲好，食量大增，體重也有所增加等良好效應。

精力充沛，身體健康 練功使新陳代謝實現良性循環，全身營養狀況得到改善，練功者會感到全身舒適，精力充沛，身體抵抗能力加強，很少患病。

頭腦清晰，記憶力提高 由於放鬆入靜，使大腦得到了很好的休息，腦細胞功能也大大增強，所以練功者常感到頭腦清晰，記憶力提高。

上述效應並不是在每個練功者身上都會出現的，它是以練功時所處的機能狀態為基礎的。所以，對各種效應不應追求，出現後也不要過分注意，要順其自然。可以這麼說，只要不出現下文所述之異常效應，您對功法的掌握應該是很好的，可以繼續練功。

◆處驚不亂，安然練功

由於練功的原則或方法未能正確掌握，出現氣機逆亂而表現為一些異常的效應：

頭昏、頭沉沉、頭脹、頭緊、頭痛　主要是由於調身放鬆工作做得不好，精神過度緊張，或意守太重，勉強引導使氣血上行。或意守部位偏高等造成。一旦糾正這些錯誤，不良反應可消失。

胸悶憋氣，呼吸不暢　這種異常反應產生的原因有兩個，一是由於過分追求呼吸的細、勻、深、長所造成；二是胸部肌肉過於緊張而造成。出現上述不適後，應找出原因加以改正。如果是不正確的呼吸方法造成，應改變呼吸方法，從自然呼吸開始，而不急於求成的追求深長呼吸；若胸部緊張，可通過含胸撥背等調身動作，以放鬆胸部肌肉。

心慌心跳　一般是因為胸部過分緊張、呼吸不自然、思想有顧慮或姿勢不自然造成。尤其是心臟有疾病的人，更易產生此種不良反應。對待這種異常現象，首先不要驚慌，放鬆全身，然後做自然呼吸，待心裡平靜後可繼續練功。

腹脹、腹肌酸痛　由於練功者勉強做深長呼吸和停閉呼吸造成。此時交感神經過於興奮，腹肌緊張，腸胃運動受到抑制，出現腹脹，肌肉過分緊張勞累而產生酸痛感。處理的方法是改腹呼吸為自然呼吸，或者對腹部進行按摩。

昏沉欲睡　練功者出現昏昏沉沉，似睡非睡的情形，這常常是由於思想未集中或身體疲勞等原因造成。氣功態是大腦皮層的一種興奮與抑制的合理的平衡與交替過程，而睡眠則是對大腦皮層的廣泛性抑制。昏沉欲睡不是氣功態，不會達到練功的效果。若意念不集中，可透過加強意守，以提高神經系統興奮性來解決；若屬疲勞所致，可稍微休息一下，然後再練功。

肢體麻木疼痛　主要是因為調身做的不好，經絡血脈受阻，氣血流通不暢所致，中醫有「不通則痛」之說。克服的辦法是對局部進行體位的調整（透過調身實現），或者進行按摩，或者稍事活動。

以上對一些異常效應做了一些說明，並且提出了解決問題的辦法。但關鍵還是要防患於未然。

4 練功的原則及注意事項

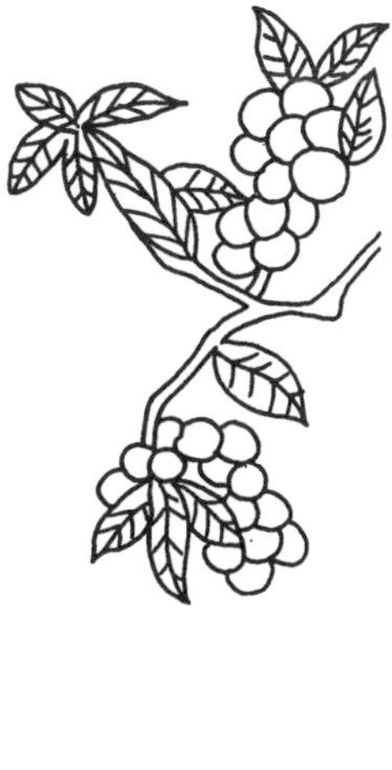

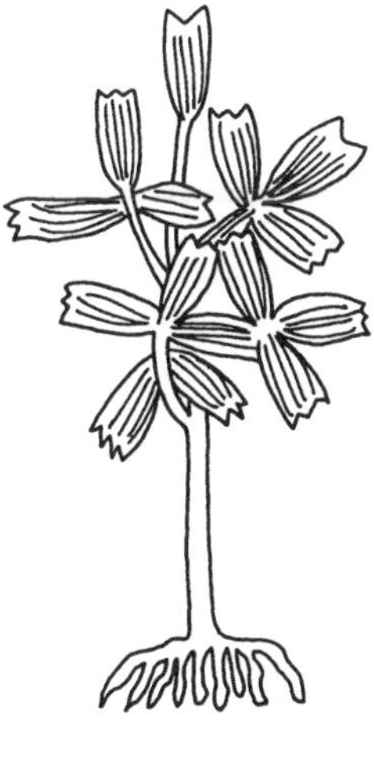

臻鬆靜順應自然

◆鬆靜自然是練功的基本原則

鬆，首先是一種練功中某種緊張狀態得到解除。既有肢體的放鬆，還有精神上的放鬆，也就是說在練功過程中應不斷的解除各種病理的、心理的以及各種生理上的緊張狀態，解除情緒上對疾病、身體素質上的思想顧慮，使自己有意識地處於一種不緊張的、非常舒服的輕鬆狀態。靜，既指練功過程中要保持情緒安定，同時也是練功中的一種體會。靜有內靜（思想平靜、情緒安寧）和外靜（形體的安寧和環境的安靜）兩個方面。

鬆靜自然，是指練功中必須強調身體放鬆和情緒的安靜，要盡力避免緊張，戒除緊張，要克服紛起的念頭，要保持安靜。只有鬆靜自然，才能體現氣功的健身價值，使人們拋開紛繁蕪雜的現實生活，進入恬淡虛無的入靜狀態，所以說鬆靜是練功的基本要求，也是練功的入門功夫。

◆鬆相對於緊而言，要求寓鬆於緊，緊而不僵

如上所述，放鬆既有肢體的放鬆，還有精神的放鬆。只有精神不緊張，才能做到肢體的真正放鬆。此處所說的「鬆」，不是鬆弛、鬆懈，而是鬆中有緊。這是因為在清醒狀態下，人的大腦和肌肉都有一定的緊張度，只有這樣才能保持一定的反應能力，維持形體一定的姿勢。但又不要過分緊張，要緊而不僵，緊中有鬆。

初習氣功者一般很難做到這種恰到好處的程度，他們或是過分鬆懈，出現無力狀態，或是全身緊張。正確處理鬆與緊的關係，最重要的是要把功法的原理、術語、名詞和方法全面理解，方能避免過鬆或過緊現象的發生。

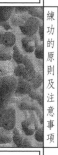

◆靜相對於動而言，要求靜中有動，動靜結合

這裡所說的靜，是練功中，保持情緒安寧。靜，並不是絕對的，它是相對於動而言的。從本質上講，人體內部無時無刻不在運動變化著，真正的靜止是不存在的。比如大腦，在清醒狀態下，它總是在緊張地工作，因此就要消耗一定的能量，能量消耗容易導致疲勞。

氣功狀態下的入靜，就是讓腦在清醒的狀態下充分地休息，以補充能量，消除疲勞，這就是靜中有動。所以說，氣功的入靜不是完全地靜止，而是靜中有動，動靜結合。

◆鬆靜要求「貴乎自然、成於自然」

氣功的三調活動都應該在自然的前提下進行，而且調身、調息和調心歸根結底又是為了使人處於鬆靜自然的狀態之中。只有自然了，才能調動人體內氣的運行，才能產生效果。

真正做到自然，卻又不是一件簡單的事情。首先，自然不是聽之任之，連最起碼的三調要求都不去做，而只追求舒適，這不是氣功，只能算一種休息方式；其次，只有認真做好三調，才能進入真正自然狀態。

當然，三調也要靈活掌握、不可拘泥。就拿調身來說，當你按調身的要求做好後，開始練功了，過了一段時間，你會發現你的姿勢（這裡指靜功）發生了變化，只要這時你感到舒適、放鬆、自然，而且姿勢又不是太離譜，就可以不去調整它，繼續練功。

實際上，這是你自身真氣流動自我調整的結果，也許剛才的調身並不適合你自己的特點，反而阻礙了真氣的流動，於是，真氣反過來作用於你的身體，把姿勢調順了，氣機也就通暢了，功夫自然的提高了。這就是順其自然、成於自然。

合意氣心定息調

◆「意氣合一」是形、氣、神俱練的最高形式

意，即練功者的意念活動。氣，既有呼吸之氣，又有內氣。氣功是「全憑心意用功夫」，也就是說氣的運行，產生依賴於意念的作用。同時又有「氣不順則意不寧」之說，可見，意與氣是相互依存、相互影響的，相互促進的。氣功鍛鍊首在練氣，同時又要練意，練氣離不開意，練意又離不開氣，練氣過程中包含著練意，練意又有助於練氣。無氣則無所謂「真意」，練氣功，如果沒有「意」的作用，內氣也就不可能很好聚集、儲存和循著經絡的運行，也就練不出「意到氣到」的真功夫來。所以說「意氣合一」鍛鍊的根本目的，還是為了達到形氣神的高度統一。

◆呼氣鍛鍊，貴在「氣隨意行」

對於呼吸鍛鍊，我們說要氣隨意行，就是要使呼吸隨著意念的活動緩緩進行，但必須在自然的前提下進行，避免出現故意延長呼吸和停閉呼吸等用意過重現象。練習日久，心不調息而息自調，能達到心息相應，意氣合一的境界。

◆內氣鍛鍊，提倡「意隨氣行」

對於內氣的鍛鍊，我們提倡意隨氣行。雖說隨意行廣泛被各種周天功法採用，且成效顯著，但它不易把握，往往因練功者體內真氣不足而難以氣隨意行，或練功者過分追求氣隨意行的各種感覺，而導致偏差的出現，尤其初學者更應謹慎小心才是。意隨氣行則相對容易些、安全些，真氣充足自然循經而行，氣動則意亦動、氣到意亦到。久而久之，則能意氣相依。

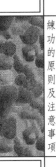

兼動靜形與神俱

◇動靜兼修，祛病延壽

動靜相兼，指的是動靜的練法和動靜的結合問題。動既有形體的運動，又有內氣的運動；靜既指形體的靜止不動，又指精神的安寧。動屬陽靜屬陰，氣功鍛鍊應該動以練陽，靜以養陰，動靜兼修，內外結合，才能平衡陰陽，培育元氣，祛病延壽。

◇動靜功法，表異而質同

我國氣功的功法很多，內容極其豐富，但根據其姿勢，形態大致可分為靜功和動功兩大類。靜功，多是採取坐、臥、站等外表上靜的姿勢，運用靜、鬆、守、息等要領，著重身體內部的鍛鍊，所以又稱為「內功」。

動功則採取意、氣相合的各種肢體運動及自我按摩、拍擊等，以鍛鍊肌膚、筋骨以至內臟，因其動作表現於外，又稱為「外功」。

外觀表面上，這二類功法是有著動、靜不同的區別，但實際上靜功所表現出的一些外在姿勢動作的靜態，只是表面現象，它和動功一樣，在做功過程中，都是恪守氣功共同的調身、息、心，且殊途同歸於氣功的入靜狀態。

◆動靜功法，適應性存在差異

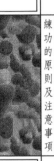

動功以動為主，靜功以靜為主，其適應性存在差異。氣功養生者怎樣選擇功法呢？首先，初習者應從動功練起，這不僅是因為動功能夠舒筋活絡，和暢氣血，更重要一點是練動功時，可把意念放在動作上，達到了寄心於形，排除雜念而入靜的目的；其次，靜功形似簡單，但靜功要求外靜內動，這個「內動」是比較難掌握的，因此，只有具備一定氣功知識和動功基礎，才可進一步練習靜功。當然病後體虛或年老力衰，由於力不從心而練不了動功，這又另當別論。

◆中醫學認為，「靜中有動，動中有靜」方是養生之道

養生家說：「只練靜功不壯形，單行動功不養心，動靜相兼形神俱，養生長壽登仙境。」正確的練功方法是動功與靜功結合練習，既能內練精氣神，又能外練筋骨皮。

而且，做動功時要動中有靜，外動而內靜，真正的氣功是大腦內層的部分安靜與部分興奮的和諧統一，只動不靜，不是氣功；做靜功時，要讓內氣調動起來，產生內動，不出現內動不含有氣功的保健作用。這樣的練功，才能達到如古言中所說：「動中求靜，靜中有為，能動能靜，所以長生」的目的。

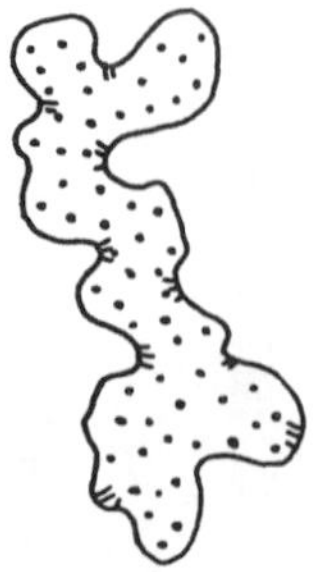

火候適度協三調

◆火候，古代論述頗多

火候，是內丹術的術語，指煉丹過程中各階段所要達到的程度、限度。綜合古人對火候的闡釋，有的認為「火者神也……皆我之真意也。」就是練功中用意，《規中指南》也指出：「火候口訣之要，無當於真息中求之。」這裡真息是指呼吸。

由此可見「火候」也包括用神、用意及呼吸等，說到底，火候也就是調形、調心、調息三調在練功中的適度把握。把握不當，火候太過，過猶不及易產生相反的不良的反應；火候不到，難以取得氣功的養生保健作用。

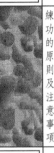

◆火候—調身者的舒適得力

調身既要全身放鬆、舒適自然，又要有最低限度的支撐力以保證身體的平衡。如果全身肌肉盡皆放鬆、鬆懈而無力，即是火候不及；若故意收腹挺胸，僵直四肢，即是火候太過。

◆火候—調息者的細勻深長

調息時，細勻深長的呼吸是內氣產生和運轉的基礎，但不切實際的任意加深，加強呼吸，就是火候太過；相反的，呼吸任其自然，與常人一樣「自然呼吸」，沒一點氣功特色，就是火候不及。兩者都不能達到氣功的鍛鍊效果。

◆火候—調心者的綿綿若存

調心，在三調中處於主導地位，意守又是調心的一個核心問題。對於意守火候的掌握，要求做到若有若無，似守非守。如過於強調意守，大腦反而緊張起來，這就是火候太過，火候太過，不但不能幫助調心而入靜，有時還會產生頭病、頭脹等不良效應。若意守太輕，甚至不加意守，那麼練功者肯定不會入靜，這就是火候不及。

火候適度沒有明確的標準，而且各人具體情況不同，火候也存在差異。除了掌握三調的一般規律外，對於練功的時間和次數也要掌握適當火候。每次練功都要留有餘地，不可隨便延長或縮短練功時間。過頻或數天一次的練功方式，都屬於火候未掌握好，也不會有好的成效，這些缺點要注意加以改正。

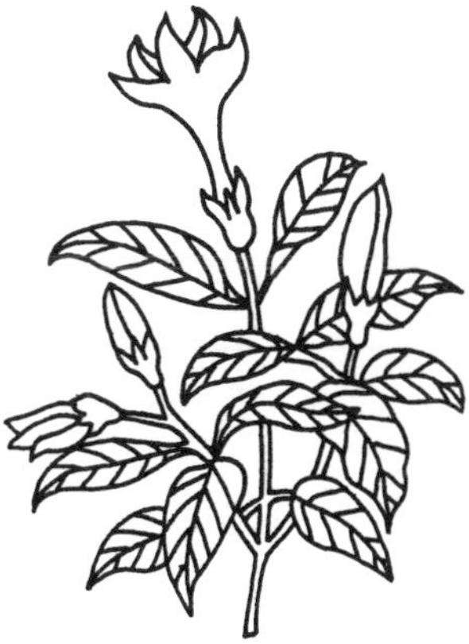

練養相兼持有恒

◆練養相兼，神旺氣足

練與養是練功過程中兩種不同的狀態，練即進行功法的練習，透過進入氣功態以強身健體；養，就是把練功狀態保持下去，做到一天二十四小時都處於氣功態，都在練功，這樣，功夫長得快，健身效果也好。

如白居易在《詠懷》詩中描述「盡日松下坐，有時池畔行。行立與坐臥，中懷澹無營。不覺流年過，亦任白髮生。不為世所薄，安得遂閒情。」可見白氏於行站坐臥之中，仍保持氣功態，雖「流年過」「白髮生」而樂此不疲。那麼，我們平常該如何養功呢？大家在不練功時，可把意念輕輕放於丹田，有了這個意念就可以了。日積月累，自然神旺氣足，受益匪淺。

另外，所謂養當包括道德的涵養。可見，「恬淡虛無」這是一種胸襟坦蕩、樂觀豁達、寬厚待人、不為名利所動的高尚人生觀、道德觀。「功從德上來，德為功之源」，德高則功亦高，功高則可健康、可長壽。

◆循序漸進，持之有恒

氣功是一種自我鍛鍊的方法，只有經過長期持之以恒的鍛鍊，才能獲得效果。一曝十寒或三天打魚兩天曬網，都不能達到理想的效果。這裡特別要注意的是，避免見異思遷，經常更換功法。實際上，任何一種功法都有優點，有缺點，但真正的功法，其健身價值是肯定的。

只要認真的練好一種，練成功了，就夠你受用一生的了，而不必朝三暮四，因為每種功法都有它自己比較獨立的練法，氣所運動的路線也常不同，今天練這個，明天練那個，練雜了，氣機也亂了，不但不會出效果，還有可能導致偏差的出現。

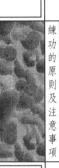

另外，有些人練功獲得效果了，按說更應堅持不懈，可是見好就收，停止了練功，往往因為這一丟功，而使舊病復發，前功盡棄，這種後果是

我們不願看到的。因此，我們提醒大家，當你開始學氣功了，你要記住這樣兩句古訓：「貴在有恒」、「一天不練，輟功十日！」

◆心誠則靈，因噎廢食

練功有兩種偏向，一是急於求成，一是鬆懈散漫。為克服這兩種極端的練功偏向，首先要在全面了解氣功知識的情況下，相信氣功確實是一門古老而年輕，且具備無限活力的科學，進而去學習、研究，甚則身體力行，發揚光大。誠如古人所說：「心誠則靈」，才能練好氣功。

其次，要把氣功當作一項強身防病的工作和任務來看待，不能帶著好奇心和個人私欲，要用正確的態度去修正練法，找出癥結。最後要對練功中出現的一些諸如身體的異常反應、自發動作以及入靜時的幻覺等現象有足夠的認識，不應生疑生畏，因噎廢食，切實理解「冰凍三尺，非一日之寒」的意義，只有日積月累，方可從練功中得到實益。

前備中調慎收功

◆功前，做好準備

古人云：「凡事豫則立，不豫則廢」，練氣功也是這個道理，功前的準備工作必不可少。準備工作做得好，有助於從容練功，而且很容易入靜，氣功態出現得快，練功效果也好。一般的，我們要注意以下幾個問題：

做好練功的思想準備 讓情緒逐漸安定下來，若心有急事，一時安靜不下來，不可勉強練功。

選好練功時間 可在子（二十三～一時）、午（十一～十三時）、卯（五～七時）、酉（十七～十九時）練功。當然，根據個人條件也可隨時隨地練功，不過，最好能把練功時間固定下來，這樣有利於形成練功入靜的條件反射。

環境要安靜幽雅　安靜的環境，外界的干擾少，有利於入靜，功中也可避免驚嚇等。幽雅的環境，綠化好，草木茂盛，空氣清新，氧氣含量大，塵埃、細菌等有害物質少，有利於人體健康，而且空氣中氧負離子很多，現代科學認為氧負離子可以維持人體正常的生理功能，使異常血液成分得到消除，改善肺臟的換氣功能，增強氧的吸收和二氧化碳的排出，加速組織的氧化還原，提高機體免疫能力等等。

過勞、過飽、過飢時不應練功。

如身體局部不適或明顯疼痛等，應先對症處理，以免影響入靜。

練功方向的選取　一般以面南背北為宜，若練臥功可取頭南腳北之勢。注意不要面對強光、風口。

功前要排淨大小便，清理咽喉，排出黏痰。

大風、大雨、雷電時不要在戶外練功，打雷時最好不要練，以免驚功。

練功前要寬衣鬆帶　解除手錶、眼鏡等飾物，以利氣機運行，全身放鬆。

女子月經期，練功時間不宜過長 對一些運動量大、負重量較大的功法宜暫停鍛鍊。同時，意守部位也不要太低（一般以守膻中穴為好），不可加過多往下導引的意念，防止經量加大，經期延長。

◆功中，及時調整

練功過程中，常發生一些不利於我們練功的變化，只有正確處理，才能安然練功。敘述如下：

調身姿勢錯誤，及時改正 任何姿勢，特別是動功的一些調身動作，要做到準確、到位，千萬不可馬虎，古人說得好：「須知功成四不相，學習容易改時難」。

雜念紛紜，暫停練功 練功中若雜念紛紜而無法排除時，可暫停練功，稍微活動一下身體，做一做放鬆動作，以助雜念減少後，可繼續練功。

出現氣感，順其自然 練功時有可能出現氣感等，不要恐懼，不過分追求，任其自然，一般過一會兒，氣感會自動消失。如果身體產生比較大的反應，長時間仍不消失，可向老師反應，以便指導解決。

突遇聲響，不要驚慌 練功時遇有突然聲響，練功者常怦然心動，此時不必驚慌若練靜功可放棄意守，把眼微微睜開，做一下放鬆功，待心平氣和後繼續練功。若練動功，可稍微鎮靜一下，即可照舊練功。

◆收功，不可草率

練功結束後，由氣功態進入正常生活狀態，要有一個緩和的過程，不可突然停功，以免產生不適，這就需要認真的收功，做好收尾工作。此時，可先停止意守，自然呼吸，然後緩緩睜開雙眼，做幾節按摩功，逐漸過渡到日常生活狀態。現將常用的按摩功介紹如下：

鳴天鼓 雙掌橫置雙耳部，掌心按住耳孔，用食指、中指輕叩枕部三下，手掌即驟離耳孔一次。如此數十次。

擦玉柱 單掌置於頸前，拇指與其餘四指分置喉兩側，上下擦動，而後橫掌置頸部，橫的搓動數次。

叩齒　上下齒叩擊數十次。

攪海　舌在口腔內，齒齦周圍左右各轉動數十次。

舒氣會　雙手橫疊放於雙乳中間，上下擦動數十次。

摩腹　雙手疊放於臍上，左右上下繞臍轉動數十次。

震命門　雙手空拳置於腎區，以拳背叩震腎區數十次。

乾洗頭　雙掌上下相搓令熱，然後直掌分置鼻兩側，向上搓臉，並以指尖沿髮根頭皮部擦摩頭部，從頸後再至面部，如此周轉搓動數十次。

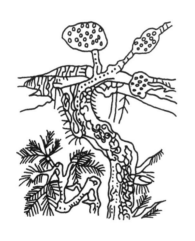

5 常用健身養生功法

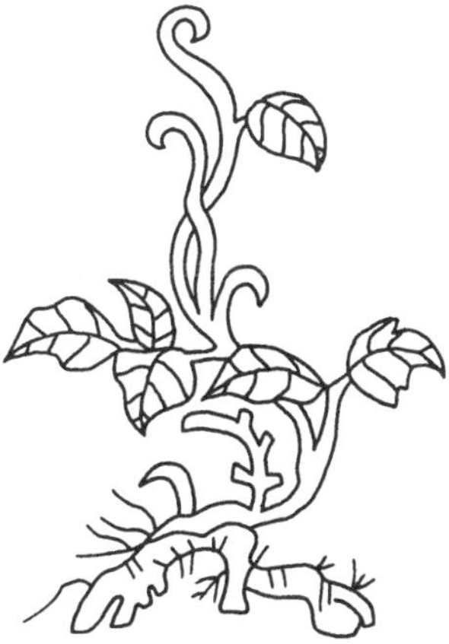

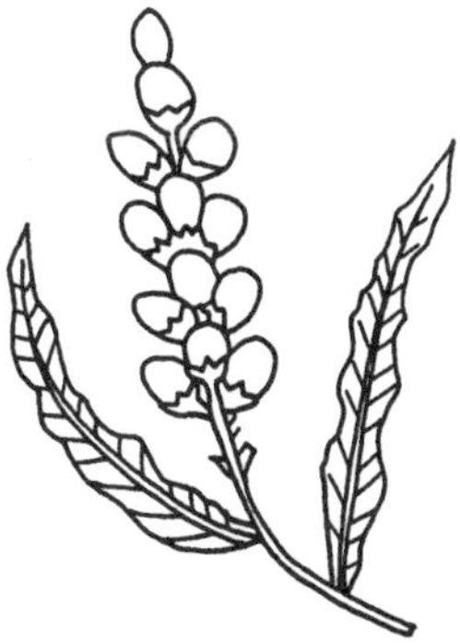

通周天真氣運行

◆周天一通，百病皆無

古人說過，周天一通，百病皆無。實驗證明，透過練習真氣運行法確實能達到還精補腦、延緩衰老和防治疾病的作用。

調身 練習真氣運行法常採用行、立、坐、臥四種姿勢，其中以坐式為主，其他為輔。頭頂如懸，閉目內視，耳聽呼吸，練哪一步功就內視哪一部位，保持從容自然。

調息 真氣運行法的特定呼吸方法是鼻吸鼻呼和注意呼氣，不注意吸氣而任其自然。

該功法共分五步功。

◇呼氣注意心窩部

1. **方法** 就坐安身後，行自然呼吸，並主動縮小視野，心不外馳，注意鼻尖少時，即可閉目內視心窩部，用耳朵細聽自己的呼氣，使其不要發出粗糙的聲音，在呼氣的同時，意念隨呼氣趨向心窩部。心窩部指胸骨劍突下之凹陷處，相當於任脈巨闕穴的所在部位。此部位不可視為一點，它是一個以巨闕穴為中心的一個相當大的區域。吸氣時任其自然，不要加任何意識所為。再呼時仍如前法，久久行之，真氣即在心窩部集中起來。這種方法易於排除雜念。如果仍有雜念紛擾，可採用「數息法」解之。

用呼氣時，兩肘向裡收和橫膈膜上升，胸腔容積變小，可促真氣下行。為了要達到氣沉丹田的目的。所以必須注意呼氣，不要在吸氣上打擾。思想不集中是初學時出現的必然現象。雜念一起，即便打斷，屢起屢斷，堅持一、二週，雜念自會減少乃至消除。

2. **時間** 如果想如期完成練習，在時間上要充分保證，一般每日早、

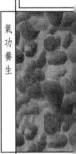

中、晚三次，每次二十分鐘，如能認真練習，十天左右即可完成該步功。

3.**反應** 練功二～五天，即可感到心窩沉重，五～十天，呼時可感到有一股熱流注入心窩，這是真氣集中的表現，有了真氣聚集，就為進行下一步的鍛鍊打下了基礎。如果開始就要打氣往丹田引，因距離太遠，初學者往往不易掌握。

4.**效果** 該步功可使心火大降，振奮脾陽。若脾胃虛寒，食欲不振，練功幾日，便可見食欲增強。開始幾天由於調身、調息、調心做得不夠準確，會感到頭暈、腰背沉重等不適，此時要注意調整。

◆意息相隨丹田趨

1.**方法** 呼吸同第一步。當呼氣注意心窩部時感到，每一呼氣即覺心窩發熱時，就可意息相隨，呼氣向下延伸，一步一步自然的向小腹（丹田）推進，注意不可操之過急，以免產生不適。

2.**時間** 依法每日三次，每次二十五分鐘到半小時，十天左右就可達到氣沉丹田。

3.**反應** 每次呼氣都感到有一股熱流送入丹田。往往小腹汩汩做響，腸蠕動增強，元氣亦有所增多。這是真氣已達小腹，腸胃功能改變，驅逐邪氣的一種表現。

4.**效果** 氣沉丹田後，脾胃功能加強，許多慢性消化系統疾病得到了治療，練功者表現為食欲增強，大小便異常有所好轉。

◆調息寧神守丹田

1.**方法** 上一步練到一定火侯，丹田發熱，可把呼吸有意無意的止於丹田，即意守丹田，不要再注意呼氣往下送，以免產熱過大，耗損陰液，犯「肚火食氣⑧」之弊。呼吸自然，意守丹田，文火溫養。

2.**時間** 每日三次，每次三十到四十分鐘，或更長一些。這一關是培育丹田實力，為積氣衝關打基礎的階段，需四十天左右方可充實有力。

3.**反應** 小腹發熱明顯，再經十數日形成氣丘，隨功夫增長，氣丘也

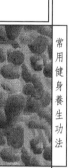

越來越大。待小腹充實，有足夠的力量，即會向下游動，有時陰部發癢，會陰跳動，或感四肢、腰部發熱等，這些感覺因人而異。

4.**效果** 由於任脈通暢，心腎相交，水火即濟，心神安泰，睡眠安靜，以及內臟功能協調，故陽萎、月經不調、大小便異常等病症可有明顯好轉。

◇通督勿忘復勿助

1.**方法** 經前三步功丹田充實後，真氣即經會陰沿督脈上行。上行時，意氣相隨，勿分散注意力（勿忘），若行至某處停下，也不可強行導引（勿助）。上行時快慢是由丹田中積蓄的真氣力量決定時，若實力不夠，強加導引，急於通關，便會犯「揠苗助長」之弊。應順自然。當上行至玉枕關通不過時，可內視頭頂以助真氣運行，則此關亦迎刃而解。

2.**時間** 每天可酌情增加練功次數，時間也應延長至五十～六十分鐘，大多數人經過一週左右可通督脈。

3.**反應** 通督脈的反應因人而異，有的片刻就過了，力量很猛；有的須經數小時或數天，有的行行住住；有的直衝而上。項背強急，環頭拘緊，這是通督前必有的反應，不可疑慮放鬆，通關後（尾閭⑨、夾背、玉枕）自然輕鬆愉快。

4. **效果**　一呼真氣入丹田，一吸真氣入腦海，一呼一吸形成任督脈循環，古稱「小周天」。到此階段，凡由於腎精方損所引起的頭暈耳鳴、失眠健忘、月經不調、心慌氣短、易喜易怒、精神恍惚、性慾減退等症狀，可得到改善。長期堅持，諸病皆可望康復，無病者表現為精力充沛，身體輕捷。

◇元神蓄力育生機

1. **方法**　原則上還是守丹田。通督以後，各個經絡相繼開通，如頭頂百會穴處出現有活動力量，也可意守頭頂，可以靈活掌握，所謂「有慾觀竅，無慾觀妙」，也就是在練功不同階段的處理方法。

2. **時間**　每日三次，每次一小時左右或更長一些，總的來說，時間越長效果越好。尚須一個月左右的時間，各種動觸現象才能逐漸消失，只剩下丹田與上丹田的力量更加集中旺盛。

3. **反應** 在通督脈前後數十天內，渾身常有似電流竄動之感，皮膚發麻發癢有似蟲蟻爬行、眉心鼻骨緊張、環唇麻緊，身體有時濕熱有時涼爽，皮膚隨呼吸而動，吸時向裡收合向上浮起，呼時向外擴散向下沉降，有時輕浮飄渺，有時重如泰山；有時無限高大，有如極度縮小；有時身體自發的運動等，這都是經絡通暢，真氣活動的表現，但是，這些表現是因人而異的，對這些動觸現象，既不要追求，也不要驚恐，安心坐下來自會平復。

4. **效果** 通督後，上下丹田之間如有磁力相吸，功夫越沉，力量越明顯，它對人體生理功能的調節就越好。

以上五個階段真氣運行法鍛鍊過程中的基本概況，在練習過程中，由於各人的體質不同，具體條件不一樣，所以練功產生的效果及表現也各不相同。同時，練功既要順其自然，不刻意追求各種感覺，又要本著一定的要求持之以恒地練習。

總的來看，該功法前三步主要是透過一定的形式，調整呼吸，推動真氣使之集中於丹田，這個階段古稱「精化氣」，是初級階段。

第四步功是把丹田積足的真氣，向上衝通督脈逆運而行，直達腦海，此步功具有提高大腦皮層保護性抑制能力，恢復和增強大腦生理功能的作用，這一階段叫做「氣化神」，是中級階段，此時身體變化較明顯。

第五步功以後，由於全身經絡通暢無阻，練功產生的各種動觸現象，亦逐漸平息，真氣的運行具有了更高的規律性。

五步功成後，機體功能增強，活力旺盛，大腦皮層的保護性抑制力量發揮得更好，所以此時靜境明顯，表現為「清清靜靜，心如止水」，這一階段叫做「神還虛」，屬於真氣運行的高級階段。

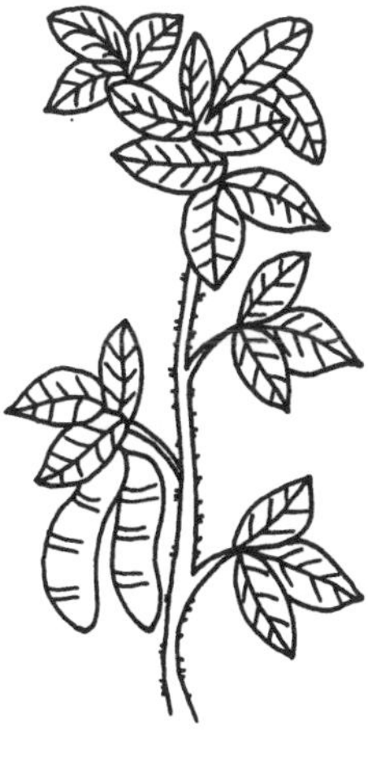

消除緊張放鬆功

◆放鬆功可放鬆全身

社會的發展，加快了人們的生活節奏，經常的處於這種緊張的快節奏的狀態之中，使人們產生了像高血壓、神經衰弱、冠心病等等疾病。放鬆功具有消除身心的緊張狀態，使人重新回到輕鬆舒適的自然狀態之中的作用，另外，放鬆功還可做為初習氣功者放鬆入靜的入門功夫，在做氣功前操練此功法，有相得益彰之效。

◆簡單易行的振顫放鬆功

取自然式站立姿勢，自然呼吸，然後上下抖動身體，仔細體會肘、腕、膝、腳跟、內臟等處的感覺。每分鐘抖動一〇〇～一五〇次，每次做一～

二分鐘，也可根據各人情況適當延長練功時間。

實驗證明，振顫放鬆功簡便易學，長期堅持，可調暢氣機，疏經活絡、降上逆之氣。對一些上實下虛之高血壓、頭痛等病症療效顯著。

◆意念與動作結合的拍打放鬆功

拍打放鬆功，就是練功者自己用手對身體各部位進行輕重適宜的拍打，在拍打的過程中還要結合意念，一邊拍打，一邊默念「鬆」字。其拍打路線如下：

頭部→頸部→兩肩→兩手背→兩手指→胸部→腹部→背部→腰部→兩髖→兩大腿→兩膝→兩腳背→十趾。

本功法適合於初習氣功者練習。一般可進行一次，對尚未完全放鬆的部位可重複拍打。

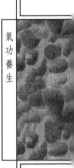

◆內外俱鬆、意氣結合的五線放鬆功

五線放鬆功常採用臥式、坐式、站式。一般為自然呼吸，對有一定練功基礎者，可採用順腹式呼吸。所謂五線放鬆功，就是把人體分為前、後、左、右和中間五條線，這五條線是：

第一條線（前面）：面部→頸部→胸部→腹部→兩大腿→兩膝部→兩小腿→兩足背→兩足十趾。然後意守大敦穴一～二分鐘。

第二條線（後面）：後腦部→枕項部→背部→腹部→兩大腿後部→膝窩→兩小腿→兩足底。然後意守湧泉三～五分鐘。

第三、四條線（兩側）：頭部兩側→頸部兩側→兩肩→兩上臂→兩肘→兩前臂→兩腕→兩手掌→十指。然後，意守中指端中衝穴一～二分鐘。從兩肩部又分出另一條線，即兩肩→兩腋→腰側→兩大腿外側→兩小腿外側→兩腳→十趾。

第五條線（中央）：自百會直達會陰，中宮直透，縱貫五臟六腑（體腔中軸）。血壓高者可自百會直達湧泉穴。

先注意一個部位，然後吸氣，默念「靜」，然後呼氣，默念「鬆」，同時意想肌肉隨著地心的引力在骨骼上鬆垂的耷拉著，如此依次放鬆完一條線後，注意意守各止息點（分別為大敦穴、湧泉穴、中衝穴）。做完一個循環後，把意念放於丹田（氣海穴），意守三～五分鐘，然後再重複二～三次。

五線放鬆做得好時，有一種飄飄然、其樂融融的感覺，當然，這需要時間，初習者如體會不到鬆的感覺，也不必在意，特別是當感到某一部位比較緊張，而又不能馬上放鬆時，可不去管，繼續放鬆下一個部位，久而久之，輕鬆舒適的感覺會自然而然的出現。

此外，在五線放鬆功的基礎上，又衍化出分段放鬆功、局部放鬆功、整體放鬆功、倒行放鬆功，我們也做一介紹：

分段放鬆功　把全身分成若干段，自上而下分段進行放鬆，有兩種練法：

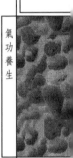

第一種：頭部→兩肩臂手→胸部→腹部→兩腿→兩足。

第二種：頭部→頸部→兩上肢→胸腹背腰→兩大腿→兩小腿。

該功法的意念與呼吸配合同五線放鬆功。只是把五線放鬆功中具體的部位變成節段，便於記憶。因此，特別適合對五線放鬆功繁多的部位記憶有困難者練習。

局部放鬆功 對在五線放鬆功中不能放鬆的部位，進行單獨的放鬆。一般要進行二十～三十次，呼吸與意念配合同五線放鬆功。

整體放鬆功 把整個身體當成一個部位，進行放鬆的方法。常用的有三種：

1.從頭到腳籠統的流水般往下放鬆。一次呼吸完成，意念與呼吸配合同五線鬆功。

2.就整個身體從內向外籠統的放鬆。一次呼吸完成，意念與呼吸配合同五線放鬆功。

3.按照五線放鬆功的五條路線，進行如逐流水般放鬆。呼吸與意念要求同五線放鬆功。

倒行放鬆功 從下往上進行放鬆的功法，適合於臟器下垂及血壓低的患者，常用兩條路線進行放鬆：

第一條：腳底→腳跟→小腿後→大腿後→尾閭（俗稱尾巴骨）→腰部→背部→後頸→後腦→頭頂。

第二條：腳底→腳背→小腿前→兩膝蓋→大腿前→腹部→胸部→頸前部→面部→頭頂。

本功法呼吸與意念的處理亦同五線放鬆功，一般做二～三個為一循環。

調養肝脾內養功

◆大腦靜、臟腑動

內養功對呼吸、意念及舌體有特殊的要求，它強調呼吸停頓，默念字句，舌體起落，具有大腦靜、臟腑動的特點，所有這些與眾不同的鍛鍊方法，正是它對消化系統疾病有獨特療效的一個重要原因。

◆調身姿勢，因人而異

內養功調身的姿勢，有臥式（包括仰臥、左側臥、右側臥）、平坐式、壯式。前兩種姿勢在「調身章」中已有描述，下面我們簡要說一下壯式如何操作。

壯式的具體要求和仰臥式基本相同，唯需將枕墊高八寸左右，肩背亦呈坡形墊實，不可懸空，兩腳並攏，掌心向內緊貼於大腿內側，其他同仰臥式。

姿勢的選擇一般從臥式開始，特別是年老體弱、疾病嚴重的更應如此。待練功一段時間後，體力有所恢復，方可採用坐式或壯式。另外對一些特殊的疾病，像胃張力低下、蠕動減弱、排空遲緩等宜選用右側臥位，否則有加重病情的可能。胃下垂患者應選用仰臥式。總之，根據病情及個人習慣，調身姿勢的選取亦各有區別。

◆針對病情，調整呼吸

內養功的調息是各種功法較有特色的一種，體現在呼吸停頓，舌體起落，同時還配合默念字句，從這一方面講內養功的調息，尚包含某些調心的成份。根據呼吸停頓位置的不同，調息又分為三種：

第一種呼吸方法　口唇輕閉，採用腹式呼吸。先吸氣，用意念引氣下達小腹，停頓片刻，再把氣徐徐吐出，其呼吸運動形式是：吸→停→呼。

在呼吸的過程中要結合默念字句，一般先由三個字開始，隨著對功法熟悉程度的加深，可逐漸增多字數，但字數最多不超過九個字為宜。在詞意方面，一定要選擇能使心情舒暢的鬆靜、美好、健康等內容的詞句，比如「自己靜」、「鬆靜好」、「通身鬆靜」、「自己靜坐好」、「內臟動、大腦靜」、「堅持練功能健康」等等。

默念字句還要和呼吸、舌動密切配合起來，以「鬆靜好」為例，吸氣時默念「鬆」字，舌抵上顎，停頓時默念「靜」字，舌體不動（仍抵住上顎），呼氣默念「好」，舌頭自然落下。如此往復循環。

第一種呼吸方法可補火助陽祛寒，適用於慢性胃炎感涼而隱痛、幽門⑩狹窄、腸炎、胃及十二指腸潰瘍伴胃酸多等疾病。另外，據臨床觀察，該呼吸不適合中老年人。

第二種呼吸方法 以鼻呼吸或口呼鼻吸。先吸氣，隨之慢慢把氣呼出，呼氣畢稍作停頓，此呼吸法的運動形式是：吸↓呼↓停。其默念字句與舌體起落的配合是這樣的：默念內容與第一種呼吸方法一致，吸氣默念一字，舌體抵住上顎，呼氣再默念第二個字，舌頭落下，呼吸停頓時舌頭不動，默念第三字，如此周而復始。

第二種呼吸方法具有養陰消熱作用，中老年人及體弱者可選用。該呼吸法對胃下垂、慢性萎縮性胃炎陰虛有熱及習慣性便秘、肝炎、膽囊炎、胃及十二指腸潰瘍和有食欲不好消瘦等疾病有較好療效。

第三種呼吸方法 仍用鼻吸鼻呼，一般默念三個字。先吸氣少許即停，舌抵上顎，同時默念第一字，停頓時，舌仍抵上顎，配合默念第二字，然後再吸較多量氣體，用意念引入小腹，同時默念第三字，如此則舌仍抵住上顎不動，吸氣完後，不停頓的把氣慢慢吐出，舌頭落下。如此反覆，此呼吸法的運動形式是：吸↓停↓吸↓呼，具有助陽的作用，但一般採用不多。

◆練內養功的幾個注意點

進行意守時，要因人制宜的選擇意守內容，一般意守下丹田較為穩妥，不易產生頭、胸、腹三部異常反應，同時結合呼吸所導致之腹壁起伏運動去意守，又能很好的集中思想，排除雜念，成為入靜的重要手段。

但部分女性練功者，意守丹田可出現經期延長、經量過多的情況，此時可改守中丹田膻中穴。另外，部分練功者雜念較多，又不習慣於閉目意守，此種情況可採取意守腳趾法：兩眼似閉非閉，意識隨一線之微光注意腳之拇趾。也可閉目，默默回憶腳趾形象。

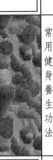

姿勢的選擇，要符合自身疾病及身體條件，量力而行。

呼吸停頓，默念字句，舌體起落，在練功時常不易協調一致。此時不要急躁，久久練之自會掌握。

不可匆忙收功。收功時，應先把手搓熱，然後揉髮乾洗頭面數次，才能完功。

祛病益壽站樁功

◆強身健體，流傳甚廣

站樁功源於古代養生導引法，它具有調陰陽、濟水火、疏通經絡、強身健骨、益壽延年等作用，同時它又具有簡便易行、不需任何練功設備、收效快等特點，對於神經衰弱、腸胃病、冠心病，以及體弱體虛、四肢冰冷等病有顯著療效。因此，得以廣泛流行，受益者頗多。

◇門派眾多，姿勢各異

站樁功的門派較多，因此調身姿勢也各不相同，常見的有：自然式站樁、休息式站樁、三圓式站樁、下按式站樁等，根據姿勢的高低，每種樁法又分高位樁、中位樁、低位樁等三種。

高位樁指站樁站架式較高，膝關節微屈，消耗量較小，適合於年老體弱的病人練習。中位樁架式介於高低位之間，膝關節夾角約一三〇度左右，消耗量適中，一般體質較好的病人可採用。低位樁架式低，膝關節夾角約九十度，消耗量最大，適合於無病或身體已基本恢復健康的人鍛鍊。

站樁功雖說姿勢多樣，但都要求姿勢要完整均衡，挺拔舒放，鬆而不懈，緊而不僵，鬆緊有度，動靜相兼。做到了這些要求，站樁功健身祛病延年的作用亦得到了保證。

自然式站樁　兩腿分開平行，間隔距離與肩同寬，雙手自然下垂或疊放於小腹上（男左手在下，女右手在下），頭頸要正直，膝關節微屈（如

圖1、2）。

休息式站樁 是站樁功中身體支撐力最小的一種，適合於體弱病人或身體疲勞之後恢復體力用。這種功法，就如同站立休息一樣，高度比自身略低半擎左右，常用的又有以下幾種：

1.貼腰式：雙腳八字分開，與肩同寬，兩腳平鋪，全身重量放於腳掌稍後處，膝微屈，不超過腳尖，雙手反貼於側腰部（手心向外，指向後下，以手背基底部貼於髖脊稍後處）（如圖3）。

2.輕靠式：雙腳八字分開，與肩同寬，兩腳平鋪於地面，重心位於腳掌稍後處，兩膝微屈，不超過腳尖，臀部輕靠桌邊，兩手可按貼腰式於腰部，也可插於上衣兜內，大拇指露在外邊，虎口搭於兜口（憑藉兜口可減輕上肢負重），其餘身形要求同貼腰式（如圖4）。

3.單扶式：兩腳前後分開，可左腿在前，也可以右腳在前，前後相距一腳遠，哪隻腳在前，同側手就放於桌上，另一隻手以手掌背根部貼於同側髖部稍後，以右腳在前為例，右腳掌著地，右腳略彎曲，左腳在後，左腿微屈或直立，足跟未提，全身重量主要集中於右側，左側鬆懈，雙腳要有「欲行又止」，「欲止又行」之意（如圖5、6）。

4.雙扶式：兩臂抬起，兩肘彎曲搭扶在與胸口等高的椅背或桌面上，身體略前傾臀部稍向後撐，雙腳平行站立或一前一後站立（如圖7、8）。

三圓式站樁 又分為抱球式和環抱式兩種，兩者主要區別為手臂彎曲程度的不同，彎曲大的叫環抱式，彎曲程度小的叫抱球式，具體做法如下：

兩腳分開與肩等寬，足尖微內扣，腿微屈，膝不過腳尖，五趾抓地，兩手似抱樹，掌心朝裡，置胸前二尺左右，要求做到手圓、臂圓、足圓，這也是該樁法名稱的由來（圖9、10）。

下按式站樁 兩腳分開與肩等寬，兩膝微曲，手臂自然下垂，手心向下，手指分開向前（如圖11、12）。

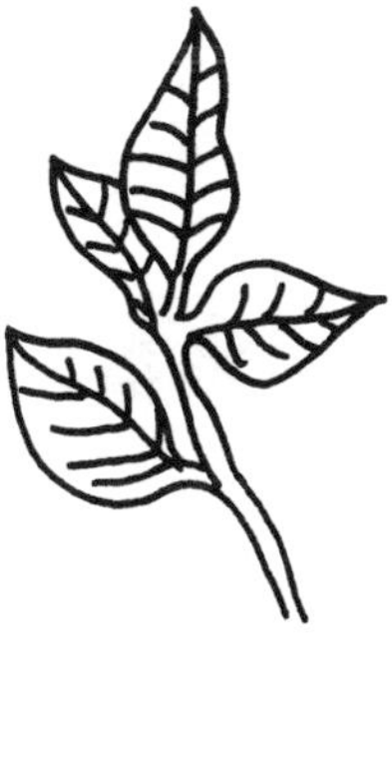

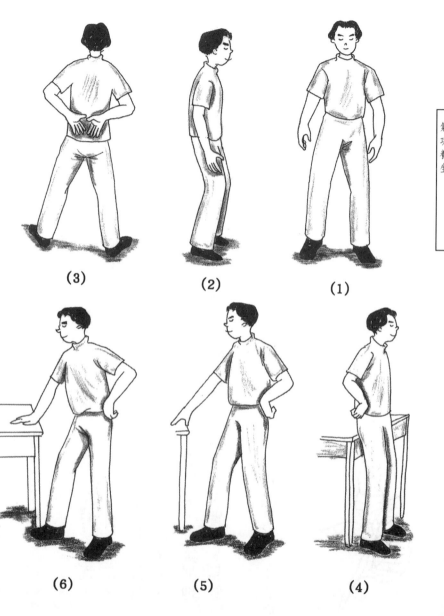

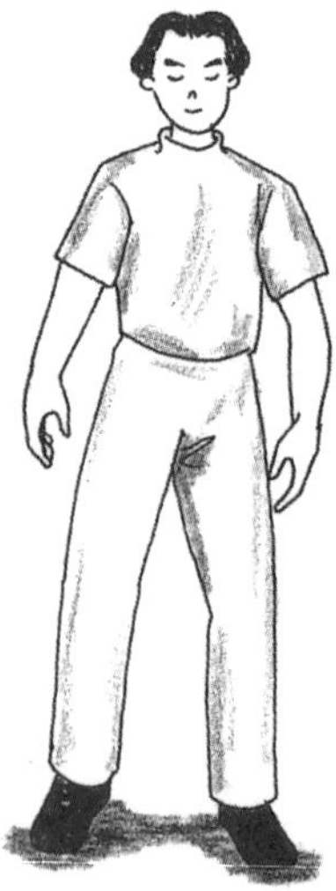
(1)

(2)

(3)

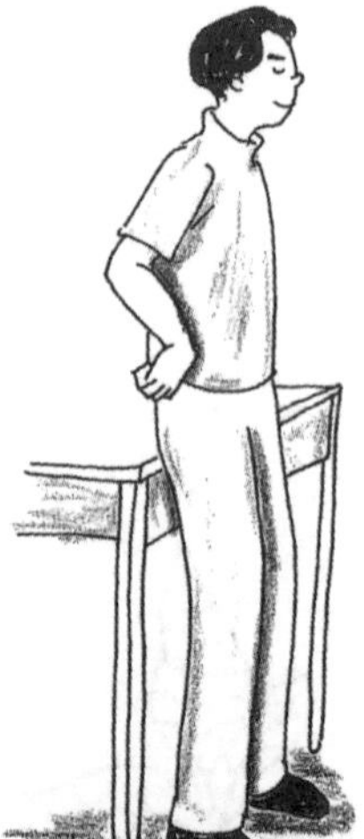
(4)

(5)

(6)

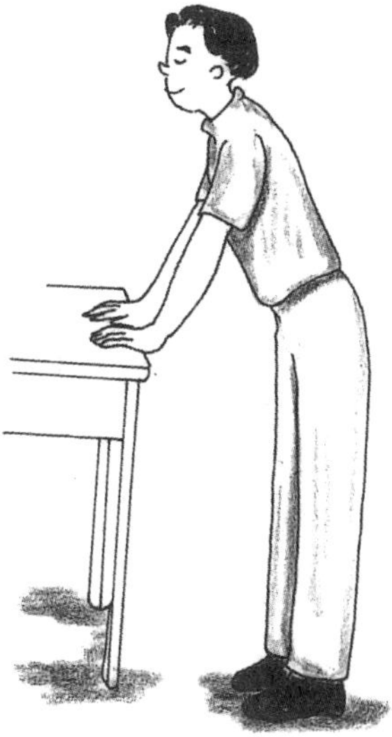
(7)

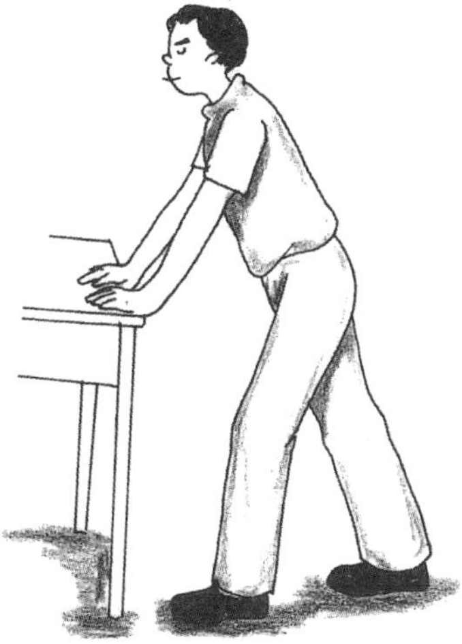
(8)

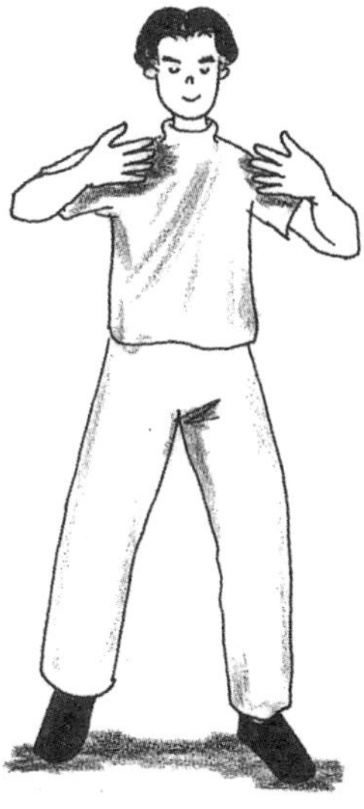
(9)

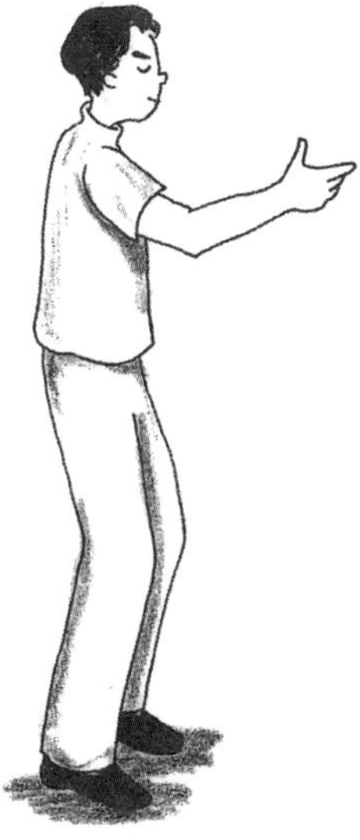
(10)

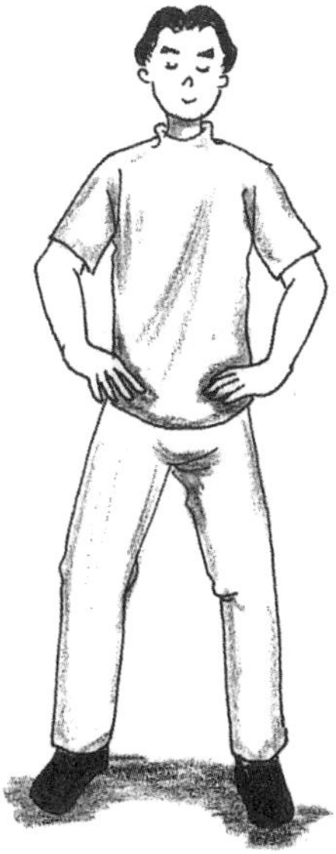
(11)

◆呼吸方法多樣，力求自然柔和

站樁功可採用自然呼吸、腹式呼吸、丹田——湧泉貫氣法，下面重點說一下丹田——湧泉貫氣法。

吸氣時用意念將身體內外之氣引至丹田（氣海穴），呼氣時將丹田之氣引至兩腳心之湧泉穴，然後再吸氣，將腳心之氣再引至丹田，呼氣時，又將下丹田之氣引至腳心。如此，一呼一吸，氣機一上一下進行流動，稱

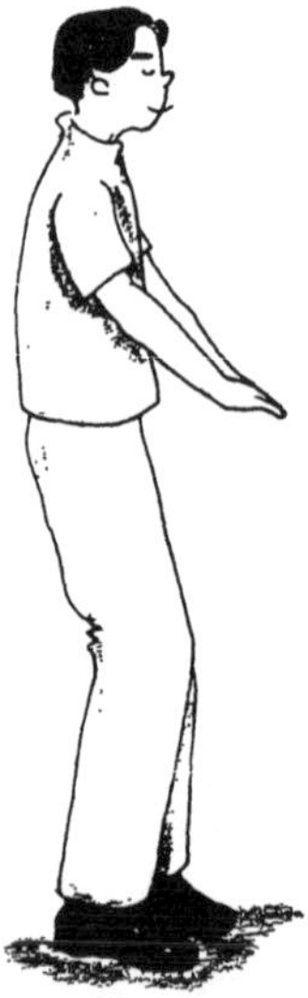

(12)

丹田——湧泉貫氣法。

站樁功的呼吸方法較多，但每一種呼吸都要做到柔和自然，不憋氣。

◆調心可守可想，靈活多樣

站樁功中採用的調心方法，有意守穴位法、觀想法、丹田——湧泉貫氣法，前文已有所介紹，不再贅述。

◆認真練功，仔細收功

站樁功非常注意收功，只有這樣才能把練功中調動起來的內氣更好的儲存於丹田，增強人體正氣。站樁功收功常按下列方法進行。

兩腿並立伸直，兩手向上提，掌心向上，掌指相對，同時吸氣，當手掌提至頸前時，翻掌心向下並下按，同時呼氣，連續進行三次。

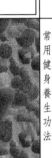

兩腿並立伸直，兩手上提，掌心向上，掌指相對，當手掌提至頸項前，翻掌至頭後，繼續上升至頭頂，掌心向上，同時吸氣；然後翻掌心向下，

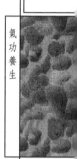

從頭前方下按，至腹前，同時呼氣。如此反覆三次。

收功後，可將雙手擦熱，做乾洗頭面二十次，效果更佳。

道家養生長壽術

◆煉下丹、壯腎氣、延緩衰老

我國醫學認為腎氣虧耗或不足是引起人衰的一個重要原因，道家養生長壽術針對性的對「下丹」，也就是我國醫學所謂的腎進行鍛鍊，達到了壯腎氣、固先天之本、延年益壽的目的。

現代醫學亦認為人體的生長、發育、衰老與我國醫學所謂的腎所對應的器官，如下丘腦、腦下垂體、腎臟、性腺（睪丸或卵巢）等的生理活動密切相關。這些部位所產生的各種激素，決定著人的生老病死，而道家養生長壽術透過一定的呼吸、動作、意念等加強了腎的功能，從而使腎所對應的一系列組織器宮的功能得到了改善，促使有益於人體健康長壽的各類激素的分泌，使人們永保青春。

中國道家養生長壽術包括有：站功、坐功、蹲功、跪功、臥功、滾功、爬功等七種功法。每種功法十三勢，內分男式（乾功）和女式（坤功），學習者可按性別選練。

一般練功者，不必每次都要練完所有功法，只要根據各勢功法的作用，對照自己的身體狀況，選練其中幾勢即可。初學者應首先學練站功。開始時，可選擇站功中一兩勢先練。每天學練兩次，每次三至五分鐘，身體適應後，時間和次數可按各人的條件而適當增加，待練好站功，初見成效之後，再學練別的功法。站功是養生術的基礎，只要掌握要領，堅持練下去，即可收到意想不到的奇效。

◆服氣養腎回春功

此功有回春之力，故曰「回春功」。又此功能服氣養腎，所以又名「服

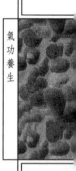

氣養腎悠功」，男稱「悠腎囊功」，女稱「順陰功」。具體做法如下：

預備彎 全身直立、雙腳併攏，雙臂前伸呈直角從體側上引，手心向上，吸氣、提踵。雙臂至頭頂部合掌向下經過腹部，分於體側，同時雙腿分開。兩腳距離與肩同寬，兩臂置於體側，雙手自然下垂，全身肌肉放鬆，目光平視，排除雜念，思想入靜（圖1）。

深呼吸 先吸後呼（腹式呼吸），吸氣時，腳後跟提起，胸部展開。初學者用鼻吸氣，習慣後，可口鼻同時吸，使小腹鼓起，多吸新鮮空氣（圖2）；呼氣時小腹微收，兩膝順勢屈曲，腳跟落地，使肺胃濁氣從嘴排出（圖3），連續呼吸十六次。

全身抖動 深呼吸後，約停一分鐘，全身放鬆，保持正直，雙臂仍垂於體側，兩膝稍屈，然後使整個身體上下彈性顫動；此時，男子雙腎囊在腿根部空檔中前後微擺動，女子玉門微開。手指略彎，伸直可覺脹感。照此抖動一分鐘，約164次（圖4）。

注意 抖動時，雙乳、全身肌肉，牙關和體內臟腹器官皆須有震動感覺，方為正確。

左右轉肩 抖動後，兩腳同肩寬平行站立，身體重心放在前腳掌上，雙膝微屈，全身放鬆，嘴自然微微張開，兩臂下垂。然後交替轉動兩肩肩頭。肩頭的轉動方向是：先左肩提起，由前、向上、向後，向下劃一圓；與此同時，右肩由後往下，向前、向上劃一圓周。左右兩肩交替協調運轉，共十六次（圖5、圖6）。轉肩時，要用身體帶動肩，用肩帶動臂，使上體不停的扭動，擠壓五臟六腑進氣排濁。

注意 練功者在轉肩過程中，不必主動呼吸。要依靠上體的扭動擠壓帶動呼吸。練習一個階段後，在安靜環境練功時，會聽到肺部的呼吸聲。由於做功時腸胃蠕動，還會打嗝出虛恭（放屁）；初練者做轉肩動體時，以自感柔和適度為宜，不可用力過大過猛，但轉肩劃圓定要圓滿，待動作熟練，身體適應後，可逐步將圓盡力劃大為好。

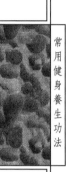

作用 回春功的作用在於吐故納新，歸順內臟，暢通氣血，祛邪扶正，增元氣，順天水。學練此功，不但為做其他功法打好基礎，而且其本身對

治療肩背痛、胃滿腹脹、婦女痛經，以至增強體質、提高性機能、減肥健美，均有功效。故初學者，應首先練好此功，可反覆練習，每日兩次，每次三、五分鐘。

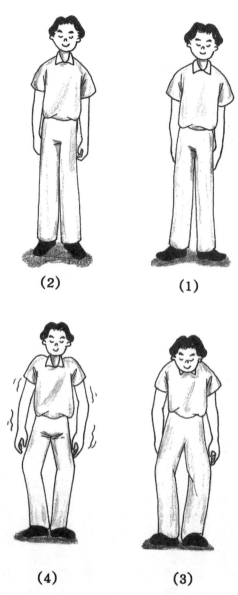

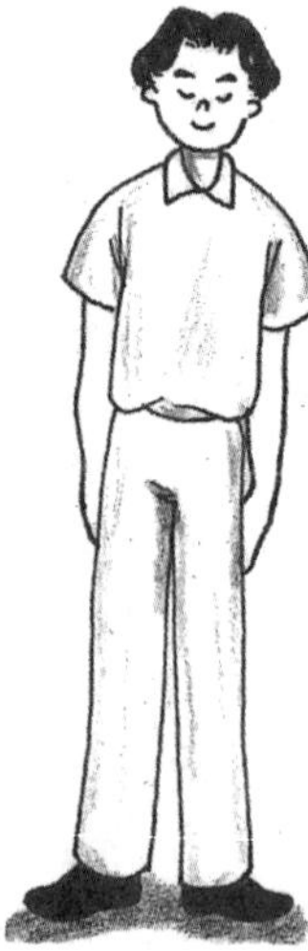
(1)

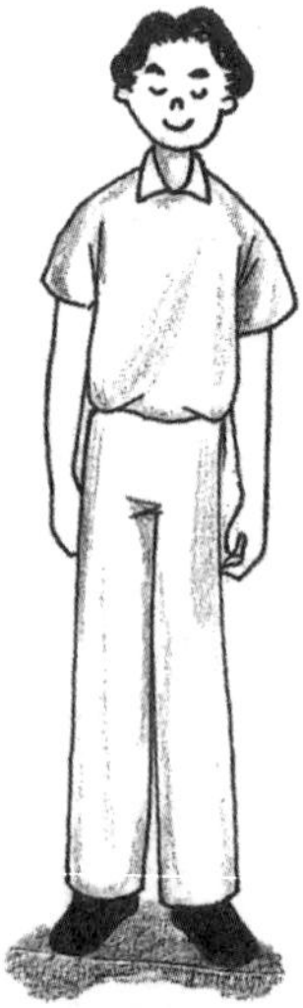
(2)

(3)

(4)

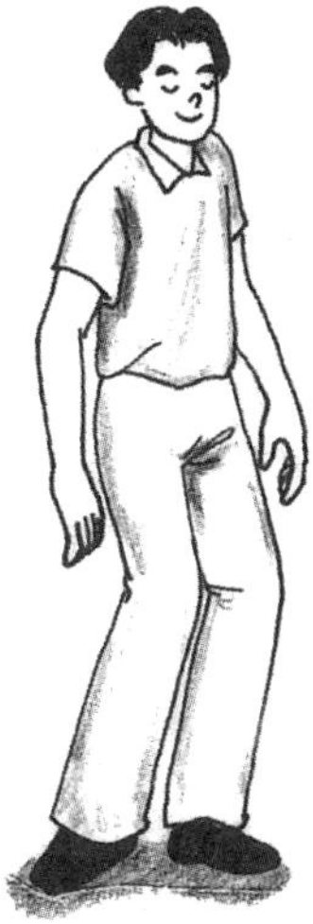

(5)

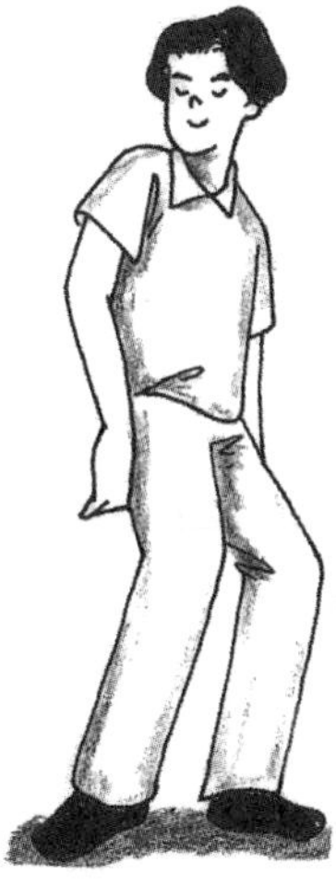

(6)

◆按摩全身八卦形功

此功動作牽動全身穴位，對各部均有較好的按摩作用。因其雙手在體側劃弧，其軌跡形似「八卦」，故名「八卦形功」。

預備勢 全身直立，雙腿分開，兩腳距離與肩同寬。兩臂置於體側，雙手自然下垂。全身肌肉放鬆，目光平視，排除雜念，思想入靜（圖7）。

起勢 雙手自下而上抬起，成抱球勢，與肩等平，雙膝稍屈（圖8）。

左手繼續向上運行至頭頂上方，雙手向右下方運行，右臂成狐形彎於身後，身體向左轉四十五度角，上身正直，左腿弓步，右腿半弓（圖9、圖10），右手在右體側劃「八卦」。

劃法如下：右手從體側右下方，向前向上運行，到頂端翻掌向後，劃一整圓，復歸原位。然後右手沿著所劃圓的垂直直徑，從下面上劃一「S」形（圖11～圖13）。至此右手便完成了劃八卦「S」的動作。當右手劃完S形運至頂點時翻掌經下向前劃圓，右腳順勢向前邁出一步，右腿前方，左腿半弓（圖14）。當右手劃圓至頭頂上方時，左手向左下方運行（圖15），接著，在左體側劃「八卦」，劃法與右手相同，但方向相反（圖16、圖17）。當左手完成劃「八卦」動作後，運行至頭頂上方時，右手從頭頂上方向右下方運行，右腳順勢後退一步，左腿全弓，右腿半弓，開始做第二次「八卦」動作（圖18、圖19）。兩手交替運行，不得停頓，左右各做功八次，共十六次，時約一分鐘。

注意　此功沿地進行，左右換功時，身體重心要後移，手劃S形要力求準確，凡遇翻掌動作時，皆挺胸、抽臂、縮肩。兩手動作的同時，身體要相應柔動，互相配合，使全身肌肉都在轉動。

作用　此勢動作廣泛涉及全身各部位的穴位。雙手不停的運行轉動，使肩井、肩偶和頸部充分運動，直接刺激人迎、天突、缺盆、風池、風府、大椎諸穴，對防治神經衰弱、頭暈頭痛、中風與腦血栓等病症效果較好，而雙手劃S形動作，對於雙肋、神封、乳根等穴位觸動較大，可防肋膜炎、心肌炎、乳腺炎，甚至可防止乳房癌瘤的發生；抽臂翻掌動作，強烈牽動後腦枕骨，使大腦清醒，開竅增智、補腦功效奇佳。

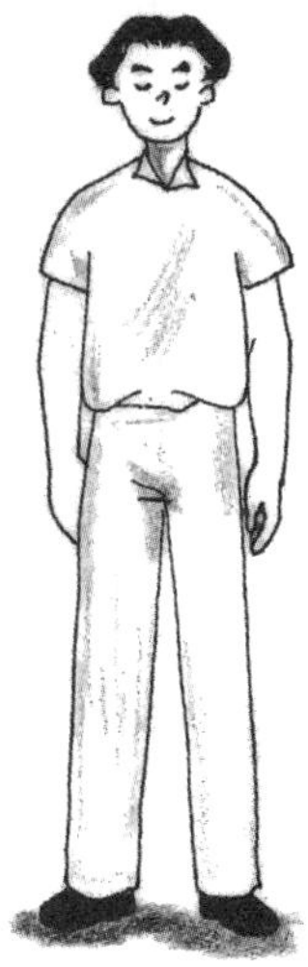

(7)

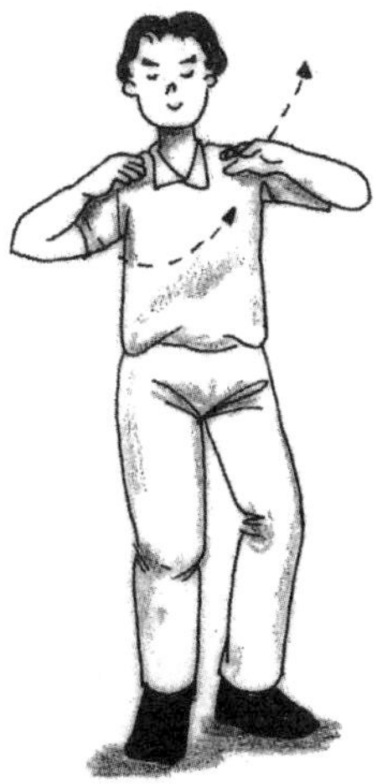

(8)

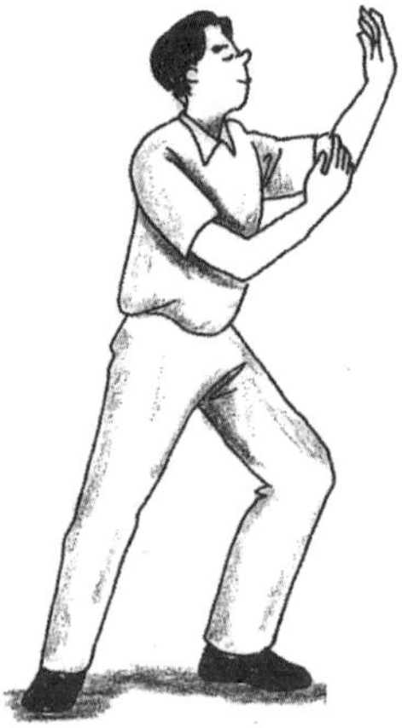

(9)

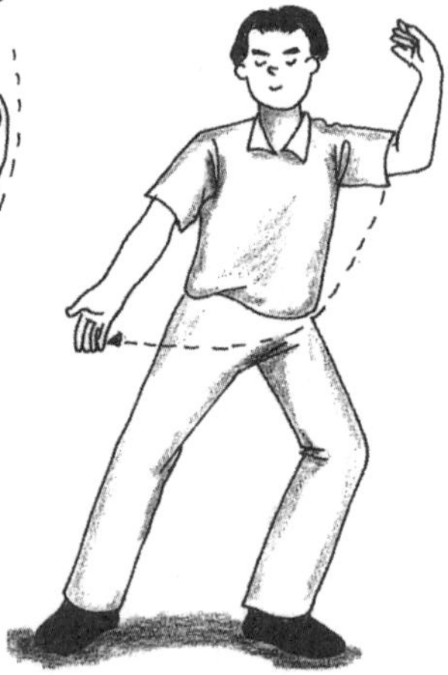

(10)

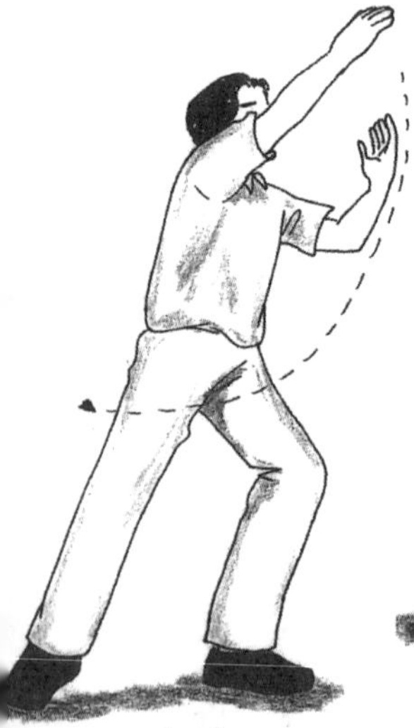

(11)

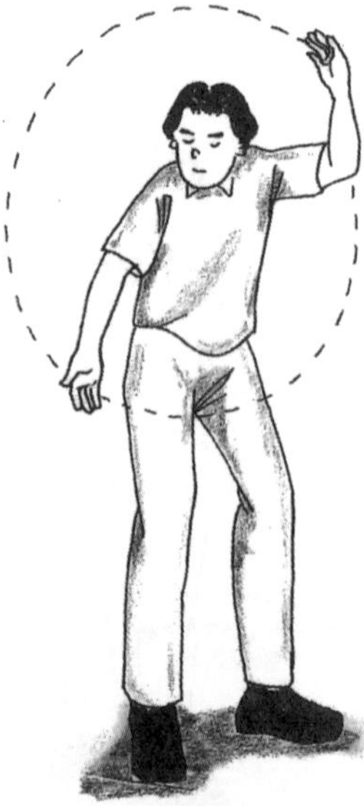

(12)

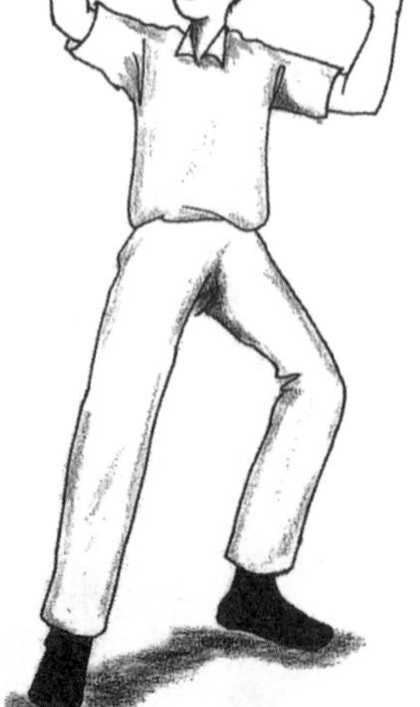

(13)

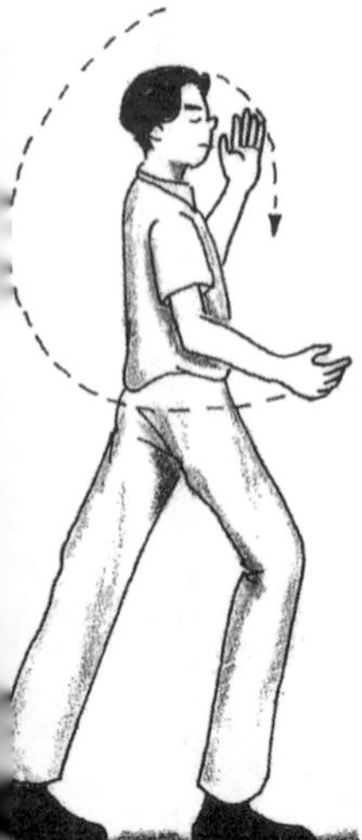

(14)

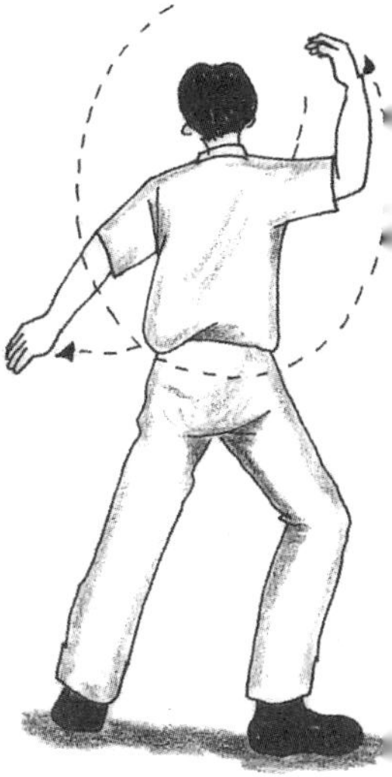

(15)

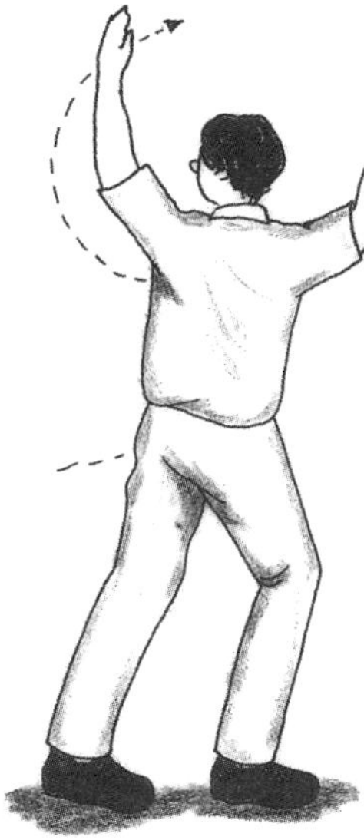

(16)

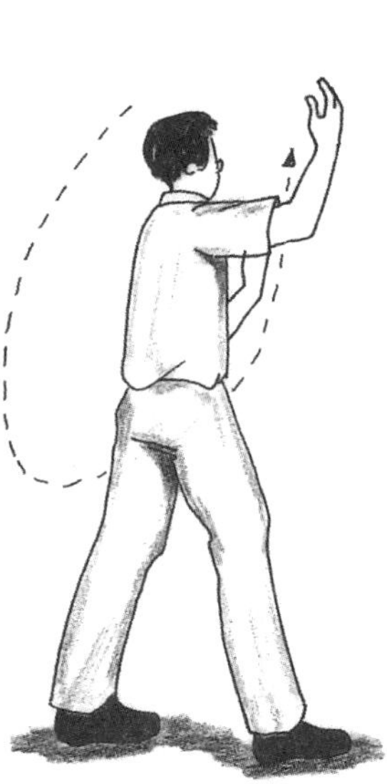

(17)

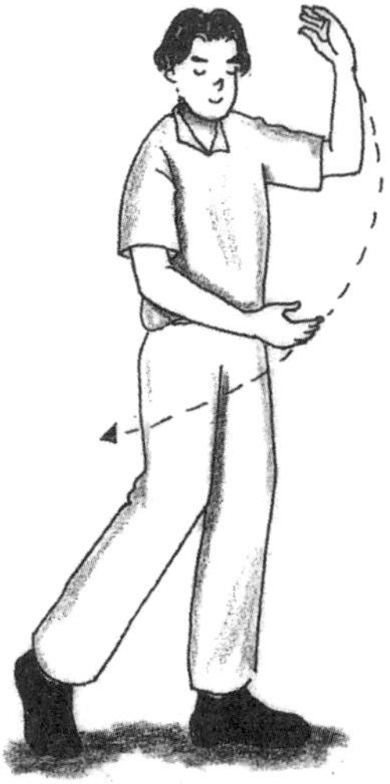

(18)

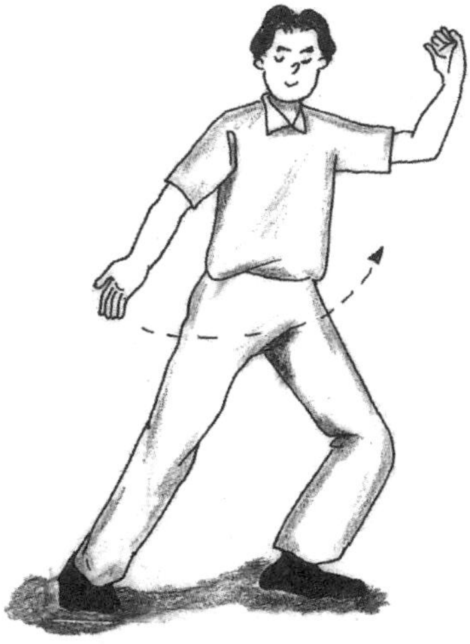

(19)

◇減肥健美鵬翔功

該功法動作如大鵬展翅翱翔長空，故曰「鵬翔功」，由於該功法對軀幹特別是腰腹部運動較好，具有很好的減肥健美功效。此功勢的特點是：雙手在體前轉動劃圓，其軌跡形似連環，所以又名平環功。

預備勢 兩腳分開，與肩同寬，肅穆靜立，挺胸收腹，雙膝稍屈（圖1）。

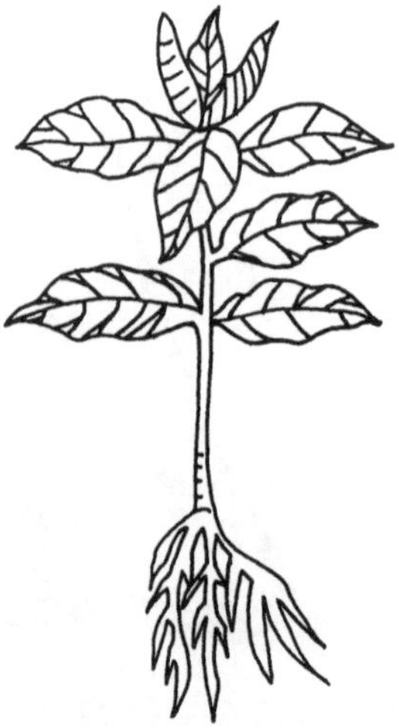

起勢　雙手形同抱球，由下而上抬起抬至胸口處翻掌，左手手心向上，右手手心向下，相距三拳（約三十公分）（圖2），軀幹向左轉，由左至右來回作∞形轉動。兩手心相對，順勢在體前運轉劃∞形，即兩個連環的圓。在左側劃圓時，左手領先在上，右手在下同時跟行（圖3）。運至胸前時，相對翻掌（圖4）。改為右手領先在上，左手在下跟行（圖5），連續運作各八次，共十六次。

注意　雙手劃圓時，手指應微屈，上行時，手臂要盡力前伸，後腿相應挺直。精力集中，目光隨手轉動；轉體時，主動收縮小腹，動作協調、柔順、連貫。做功次數可視各人體質情況，酌情增減，但起碼做到規定次數。

作用　上體部位伸屈轉動，牽動手掌的商陽、少商、少澤、合谷穴和肩部的肩髃、風池等穴位，可防治因肥胖導致的腦溢血、腦動脈硬化、中風、神經性頭痛及心血管疾病；由於功力集中於腹部的氣海穴和髖胯兩側，可減少皮下脂肪厚度，消耗脂肪沉積，對男女減肥，尤其是女子產生保持形體美，獨具效力；又因身體左右旋轉做環形運動，則會從內側較強刺激腰骨處的腎俞穴和命門穴，可防治腎虛、腰椎骨刺和坐骨神經痛。

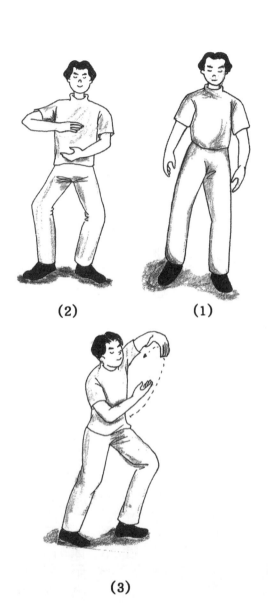

(1)

(2)

(3)

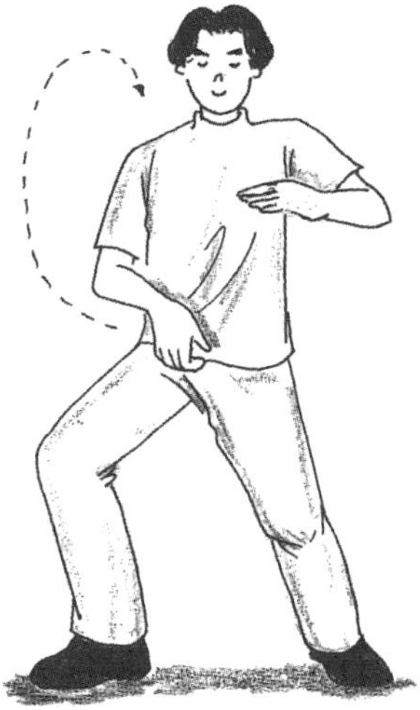

(4)

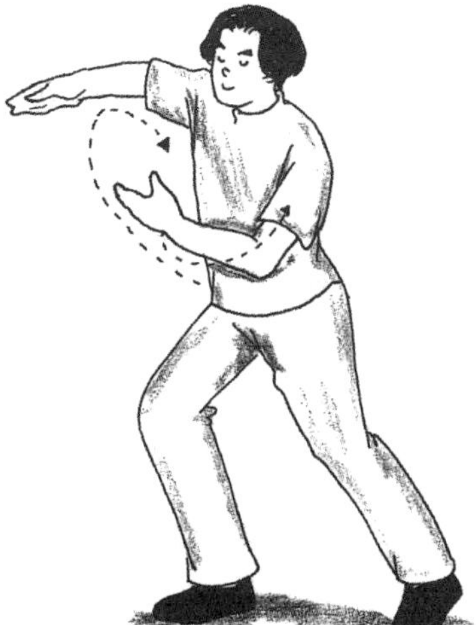

(5)

◇運動背柱龍游功

練此功時，軀體扭動，背柱亦隨之而動，形如蛟龍游水，擺尾戲波，故稱「龍游功」。又因做功時兩手在體前、體側和上下左右移動的軌跡是三個連續的圓，所以又名「三環功」。

預備勢 雙腿內側緊貼，兩腿並攏，踝骨相靠，兩手五指併攏，置於體側。收下顎，面含微笑，意念青春（圖1）。

起勢 上臂夾緊，屈肘合掌於胸前（圖2），合掌的手臂向左側倒，右掌在上，左掌在下，右肘抬起，頭向上左側傾，臀右擺（圖3），合掌的雙手向左上方伸出，經頭頂朝右側劃圓至頸前，變成左手在上，右手在下，手指在前；與雙手劃圓的同時，臀部由右向左擺動，再由左擺至正中位置，並微屈膝、屈髖，使身體重心有所下降（圖4、圖5）。

這時雙手已劃完第一個圓，接著雙手向左側下方劃半圓至胸前正中位置，右手在上、左手在下，十指向前；與此同時，臀部向右側擺，再從右擺回至正中位置，繼續屈膝屈髖，使身體重心較前又有所下降，完成第二個向下劃的半圓（圖6、圖7）。接著，兩手繼續向右側下方劃半圓至腹前正中位置，左手在上，右手在下，手指向前，同時，臀部又向左側擺，再從左回擺至正中位置，身體重心再下降至半蹲位置，完成下劃的第三個半圓（圖8、圖9），以上完成了由上而下劃圓的動作，下面開始做由下而上的動作。

動作接前，兩手合掌向左側上方劃半圓至胸前，繼續保持右手在上的姿勢，同時臀部向右擺，再從右回擺至正中位置，身體重心有所升高，完成向上劃的第一個圓（圖10）。兩手繼續向右側上劃半圓至頸前，左手在上，右手在下，手指向前；同時臀部向左側擺，再從左回擺至正中位置，身體重心繼續升高至直立，完成向上劃的第二個半圓，回復起勢動作（圖11、圖12）。

至此，全部完成做功一遍動作，雙手合掌從上至下共劃了三個連接的圓，臀部左右來回擺動六次。照此，連續做功四遍，此功最後收勢動作是：合掌雙手劃完三個圓，回到左胸前後，繼續向左上方划半圓，運至頭頂正上方，然後垂直下落至胸前，雙手自然放下（圖13、圖14）。

注意　雙手劃圓要正確，勿走捷徑；腿、髖隨手劃圓上下屈伸，臂部移動掌握重心的高低；初練者腰部擺動要小，防止扭傷，久練後，腰部力量加強，手臂劃圓可以加大，臂部擺動也可以酌量加大；做功時身體重心前移，置於腳掌上。

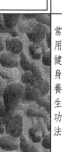

作用　龍游功取龍的神態及動作，做功時脊柱被最大限度的拉開呈S形，而且頭、頸及脊柱各關節均隨動作協調而動，如此可防治脊椎的骨質增生等多種疾病，促進頸、腰的正常生理功能的實現，並配合「擺尾」、「夾襠」等動作，促使腿部、臀部脂肪消耗而達到增強內分泌功能、強腰健腎、減肥健美的作用。並可透過提踵與做功中的重心升降而調動足三陰經⑪、足三陽經⑫的經氣，發揮強肝健脾、補腎的效果，這即是道家傳統功法養生強身、健康長壽的精華之處。

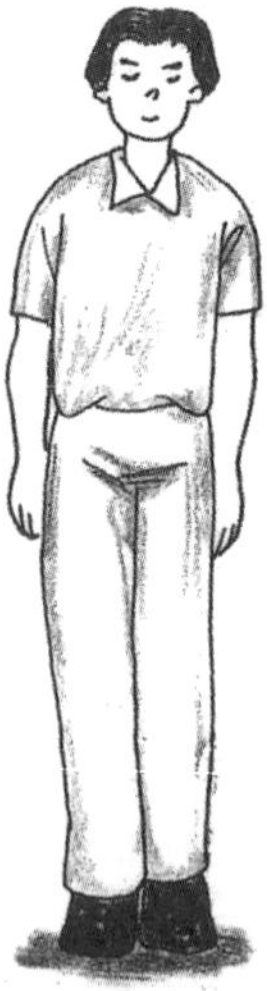

(1)

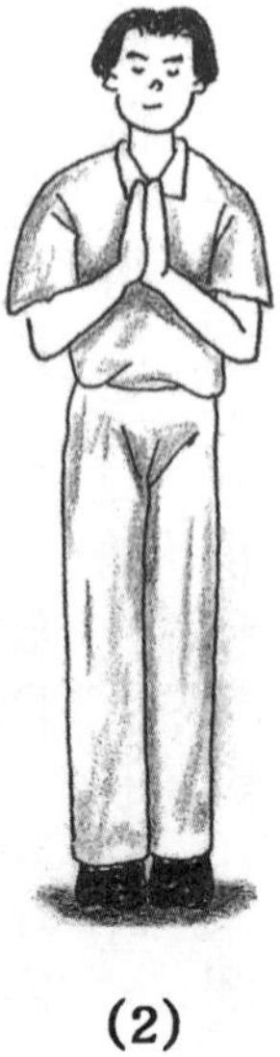

(2)

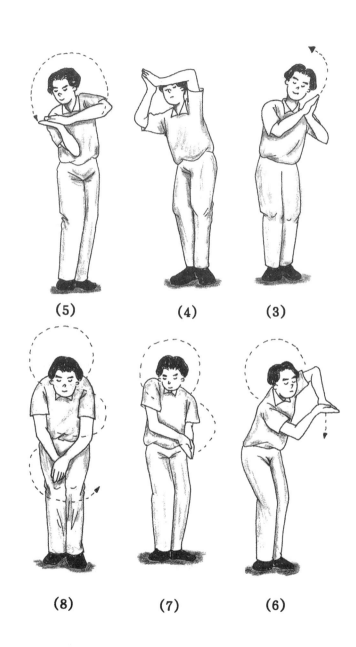

(3)

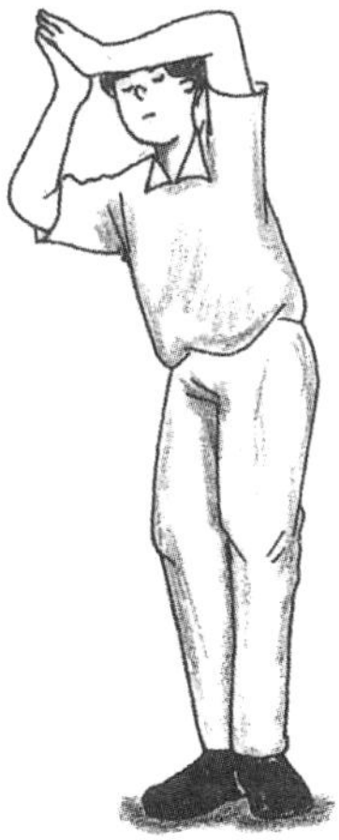

(4)

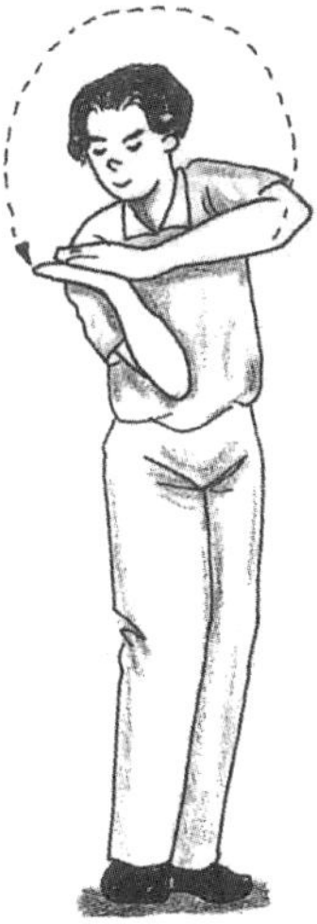

(5)

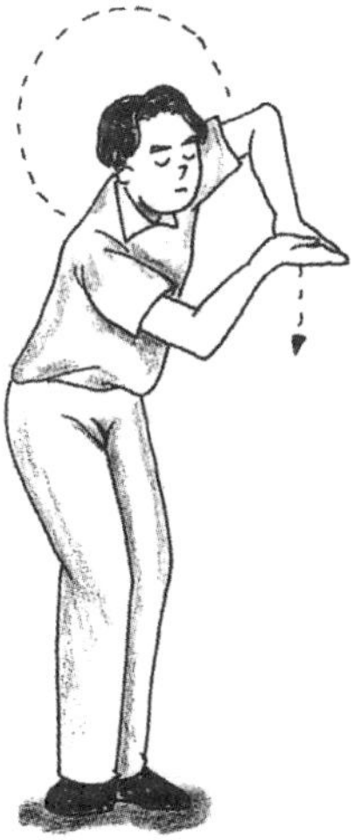

(6)

(7)

(8)

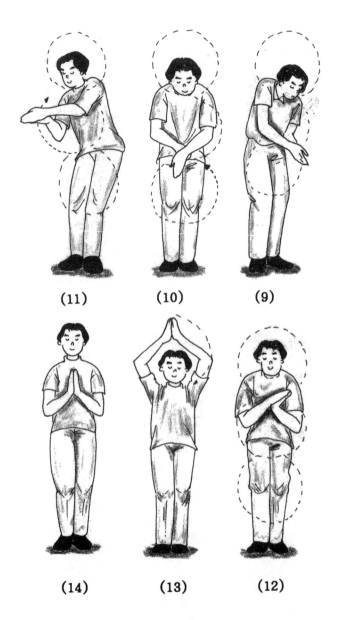

(9)

(10)

(11)

(12)

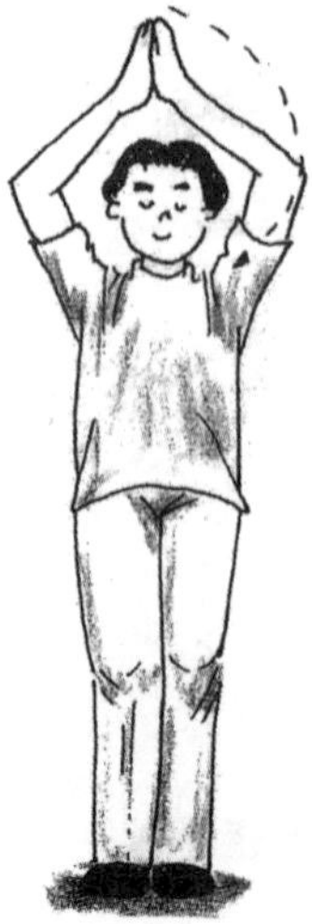

(13)

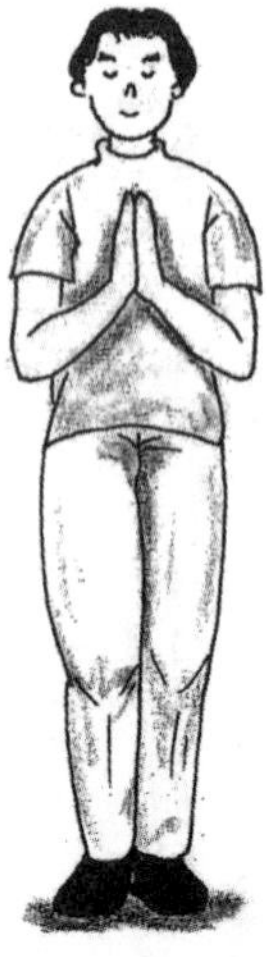

(14)

◆強身健腦蟾游功

蟾游功動作模仿蟾蜍游泳的姿勢，因此而得名，又因此功動作主要是雙手在身體的前下方來回劃較小的圓，其軌跡如同兩個小環，故又名「小

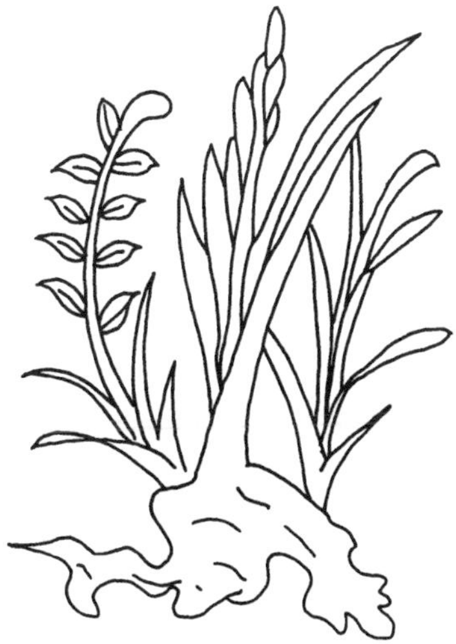

環功」。

預備勢 雙腿內側貼緊，雙腳併攏，兩踝相靠，兩手五指併攏，置於體側，收下顎，面含微笑（圖1）。

起勢 雙臂沿身體兩側彎曲提起，兩手五指併攏，緊貼雙乳兩側。屈膝、收腹、縮頸，身體成下蹲姿勢，雙腳後跟微提，重心落在雙腳湧泉穴位置（圖2）。接著，兩手前伸，分別向胸前左、右兩側從裡向外各劃一整圓，復歸原位，如同蛙泳動作，在兩手動作的同時，配合直腿、挺胸、挺腹、伸頸、翹臀（圖3、圖4），雙手由前向後劃圓八次，之後，雙手在胸前由後向前劃圓八次；在雙手由後向前劃圓的同時，亦配合直腿、挺胸、挺腹、伸頸、翹臀等動作（圖5、圖6）。兩手前後共劃圓十六次。

作用 此功不僅可以柔肢、細腰、減肥，而且其伸頸、縮頸的龜探動作，對防治頭腦暈厥、頸部僵硬、手顫動搖和神經衰弱、失眠健忘等皆顯其獨特的功效。伸頸縮頸的動作還牽動刺激了甲狀腺，還對甲狀腺疾病有一定的防治作用，久病初癒不宜做其他活動者，輔練此功，甚是理想。

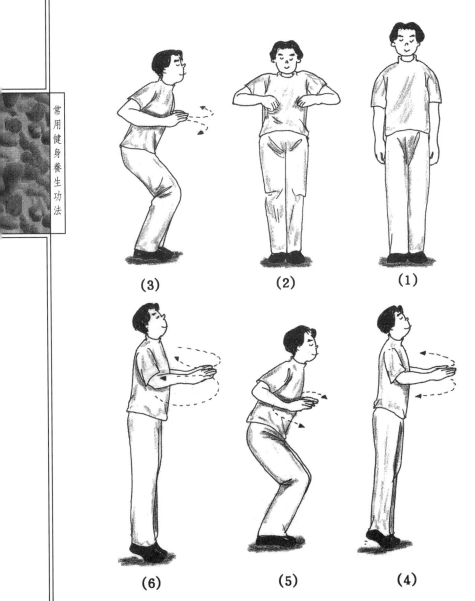

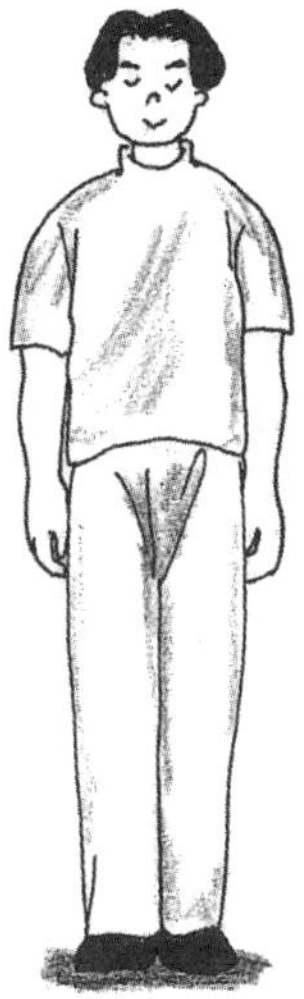

(1)

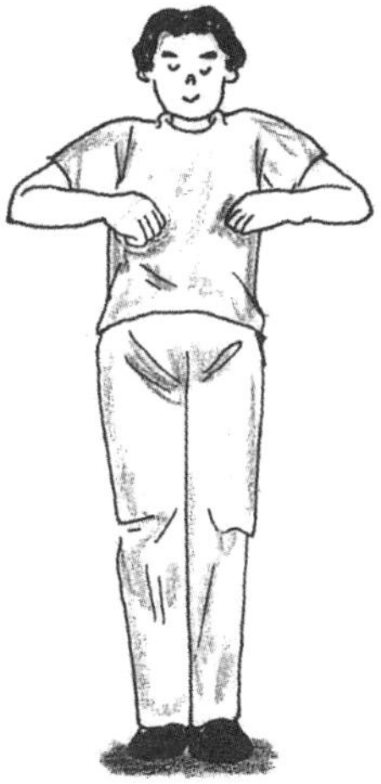

(2)

(3)

(4)

(5)

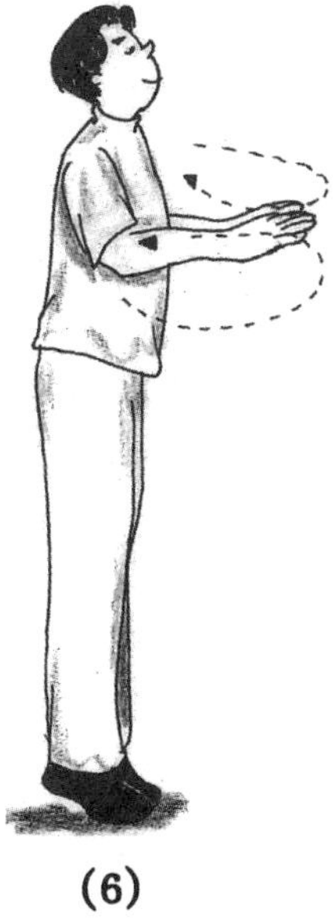

(6)

◆調節五臟天環功

天環功因雙手在頭頂上方劃大圓而得名，該功用手心吸天陽，強健五臟六腑。

預備勢 兩腿分開，與肩同寬；兩臂自然下垂、五指微屈（圖1）。

起勢 兩臂從前面抬起，掌心向下，抬至頭頂運至腦後時自然翻掌：雙手手心（勞宮穴）向上，十指向後，上體向後自然略彎。然後在頭頂上方以後向左向前向右後右劃圓，共劃四次（圖2），然後反向再劃四次（圖3）。

作用 此功意在調節肺、胸、心腎等臟腑功能和上、中、下三焦（即胸、肚、小腹及以內的臟腑器官）。道家稱之為「三焦」，可防治雞胸、駝背、女性乳房塌陷和眩暈等症。

注意 劃大圓腰向後彎腰時，要根據自己的身體狀況，選擇後彎的程度，以適應為度，但以盡量後彎為佳，腰部和上體後彎時，重心在前，要用腰部帶動手臂劃圓；雙腿勿直挺，要稍屈以便於轉動，兩眼隨手轉移，頭部隨雙臂運行。初練者動作宜小宜緩。

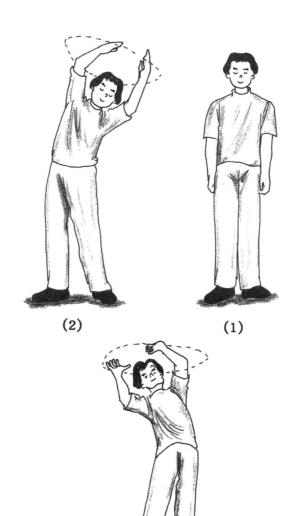

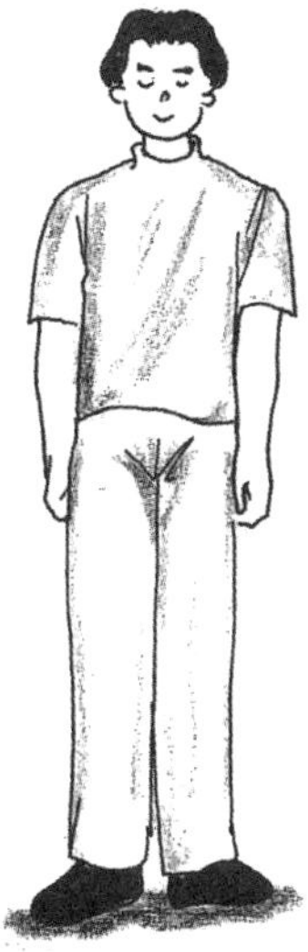
(1)

(2)

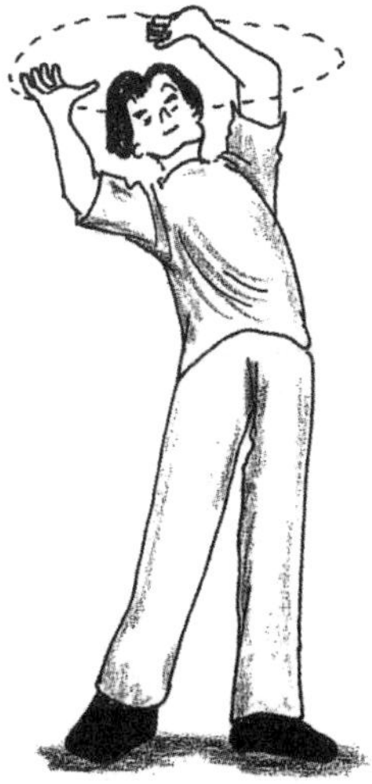
(3)

◆增強元氣上元功

此功有增強元氣的作用，故名「上元功」。其特點是做功時用兩腿根部擠壓外生殖器，所以又稱「擠陰功」，男稱「擠腎囊功」，女稱「擠陰功」。做法如下：

預備勢 全身直立，雙腿分開，兩腳距離與肩同寬，兩臂置於體側，雙手自然下垂，全身肌肉放鬆，目光平視（圖1）。

起勢 左手慢慢提起，手心向上，五指略分，沿胸前正中線由下而上運行，運至胸前時右手開始跟行，左手繼續向左前方運展，目光隨左手轉移，左手到頂點（但臂不伸直）後翻掌，成海底撈月勢下行；與左手上行的同時，左腳尖沿地經右腳內側，虛步劃弧，向左側伸出落地屈膝，前後兩腳相距約六十公分，軀幹隨之向左轉動，身體重心移至左腿，右腿隨身左轉，右腳跟微提，成左腿弓步，右腿半弓，雙腿根部內側相應緊扣，使腎囊有輕微擠壓感，以上為左側動作（圖2～圖4）。

接著做右側動作：軀幹從左轉向右，右手順勢向右前方運展，左手從下向上跟行，右手運展至頂點後翻掌，成海底撈月勢下行；與此同時，兩腳方向從左轉向右，成右腿弓步，左腿半弓，雙腿根部內側緊扣，至此完成右側動作（圖5～圖10）。左右兩側動作相同，方向相反，交替進行，各做八次，共十六次。

注意 全身肌肉放鬆，切勿僵硬，兩手動作交替要連貫自然，不要中途停頓。此功關鍵在於兩大腿根部在轉體時向內靠，使其擠壓外生殖器。此勢動作按其幅度及體勢下蹲的程度區分大、中、小三種運動量進行，中、老年人或初學者一般可練小、中勢，青年人可練強度高的大勢（但必須由小、中勢開始）。女性月經期、孕期忌練。

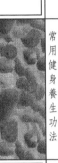

作用 起勢後兩臂自然彎曲，能夠通暢雙臂動脈，活順氣血，增進骨節肌肉彈性，防止脈管炎。因功法動作直接牽動並刺激內關、外關、手三里、曲池、肩髃、環跳和天宗眾多穴位，對防治半身不遂、老年性髖關節炎和肩周炎，以及腎虧引起的腰背痛，均有較好療效。男性擠腎囊，促使

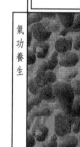

睪丸健壯，增強其機能，以防疝氣、精索曲張和睪墜；女性擠陰戶，可防治陰戶鬆馳，加強蠕動，提高排濁能力。

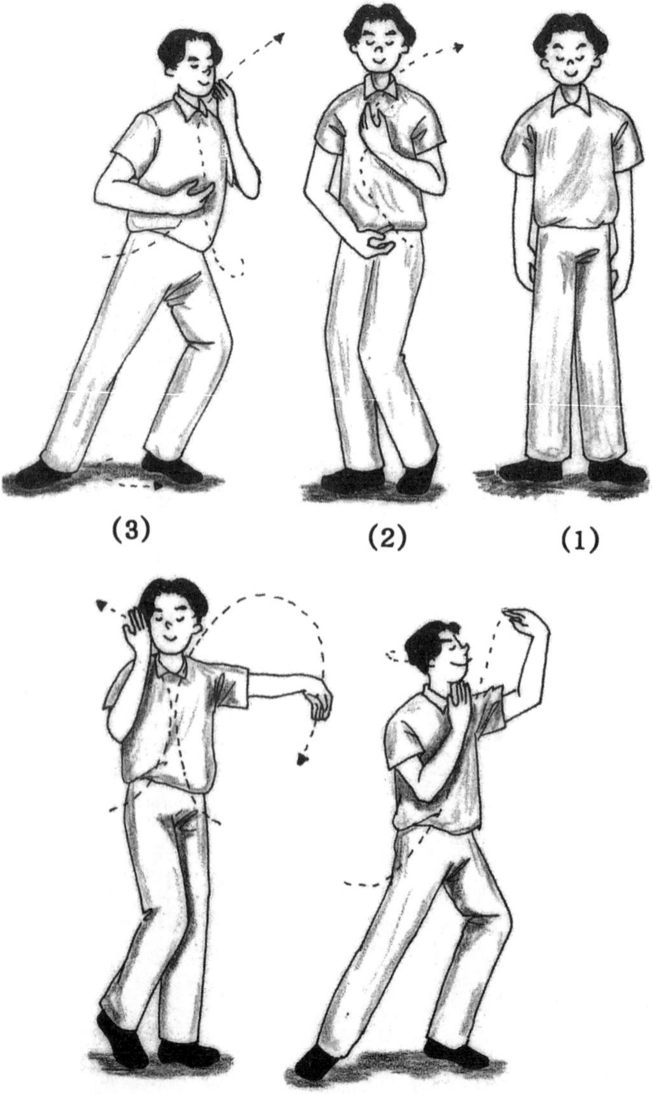

(1) (2) (3) (4) (5)

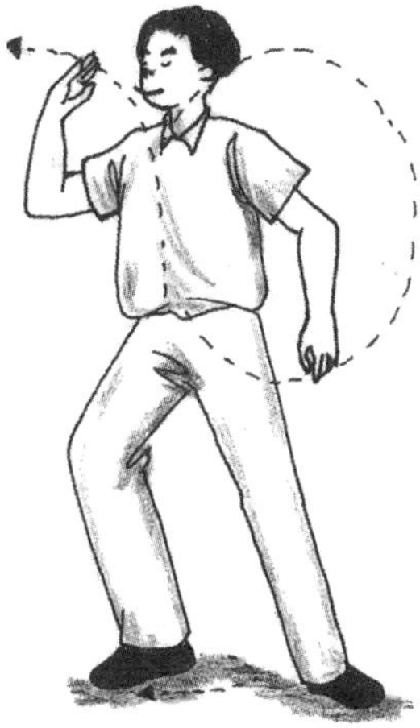

(6)

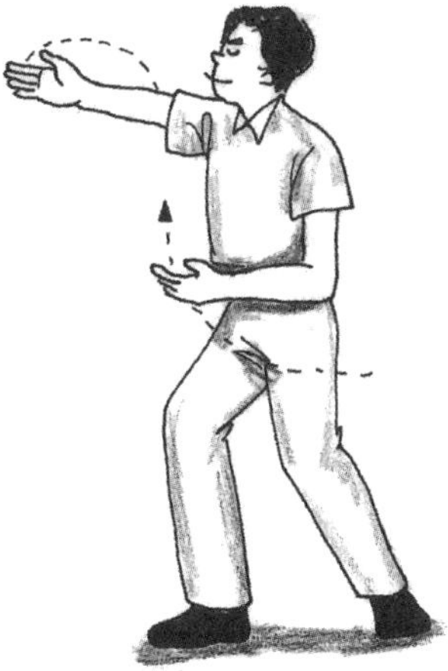

(7)

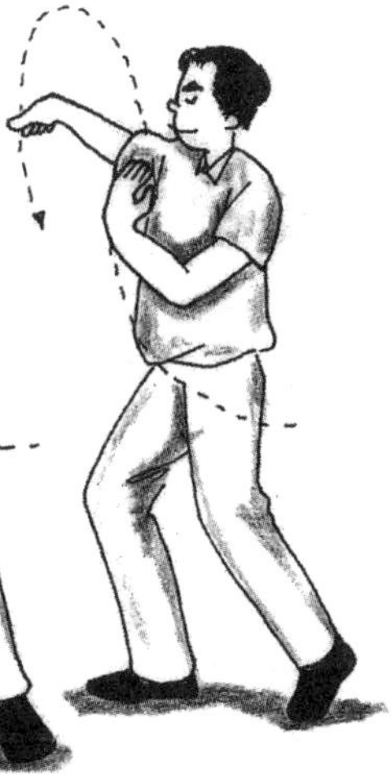

(8)

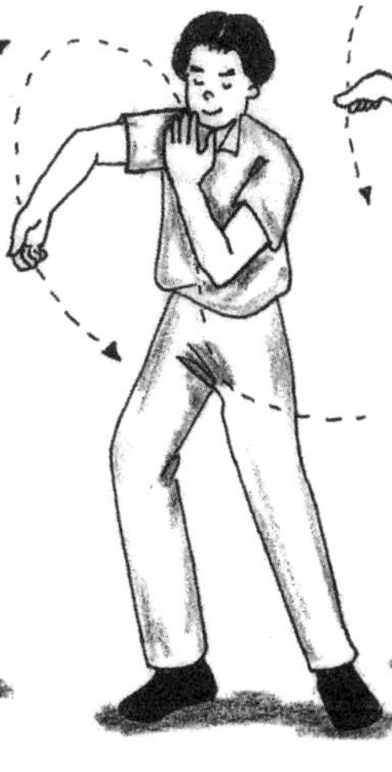

(9)

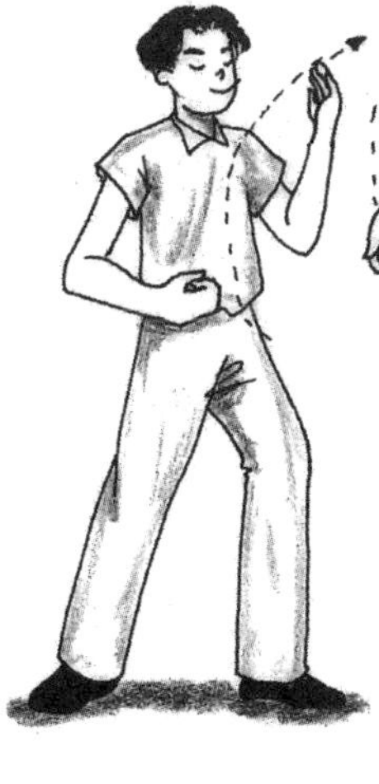

(10)

◆培元固本人環功

此功動作特點是雙手在東、南、中、西、北等五個方位，交替轉動劃圓，兩腳的移動軌跡如四個人字，故曰「人環功」。做此功時，要求動作敏捷無聲，如虎似貓，所以又稱「貓虎功」。該功是一套有效的培元固本、輕身延年的方法。

預備勢 兩腳分開，與肩同寬，雙膝自然微屈，手臂下垂，全身放鬆，眼視前方，臉含微笑，意念青春，態度安祥（圖1）。

起勢 雙手手心（勞宮穴）相對，自然向前舉起，至頭頂（神庭穴）位置，兩手合谷相對，向左右分開，手心向上（圖2）；緊接著，身體重心移向右腿，左腳向左側邁出半步，右腳跟微抬起向左轉四十五度，順勢轉體，面向左方（圖3）。

兩手從上方向左右兩側下落劃圓，與此同時，彎腰屈體（圖4），當雙手十指（十宣穴）向下運行至左膝蓋上方（陽關穴）時，合掌上行，身體相應向上引伸，重心移至右腿（圖5），當合掌運行至胸口處（膻中穴）時，轉動肩軸一圈，順勢合攏十指向上，兩肘彎曲成三角形，像禮拜姿勢（圖6），然後開掌向前上方劃弧，身體順勢前傾，重心落在左腿上（圖7），至此完成了在左方（即東面方位）的動作。

接著，身體重心移至右腿，順勢向右轉體九十度角（圖8），收左腿向左前方邁一步，其移動的軌跡如「↓」，像個「人」字（圖9），接著，兩手從上方向左右兩側下落劃圓；與此同時，彎腰屈體，身體順勢前傾，重心落在左腿上（圖10），當雙手運行至左膝蓋上方引伸，重心移至右腿（圖11），當合掌運行至胸口處「膻中穴」時，轉動肩軸一周，合攏十指順勢向上，兩肘彎曲成三角形，像禮拜姿勢（圖12），然後開掌向前上方劃弧，身體趁勢前傾，重心落在左腿上，如貓撲姿勢（圖13），至此完成了在前方（即南面方位）劃圓的動作。

接著，身體重心移至右腿，收左腳向身體左方移一步，其動軌跡如「→」像個「人」字，左右兩腿站立在起勢時的位置上（圖14），兩手從上方分開，向左右兩側下落劃圓，與此同時，彎腰屈體（圖15），當兩手運行至兩膝內側（血海穴）時，全掌上行，身體相應向上引伸（圖16），當合掌運行至胸口處（膻中穴）時，轉功肩軸一圈，合攏十指順勢向上，兩肘彎曲成三角形，像禮拜姿勢（圖17），然後開掌向前上方劃弧，如貓撲姿勢（圖18），至此完成了在中間位置劃圓的動作，接著，左腳跟微提，向左方轉動四十五度角，身體重心落在左腿上，順勢向右轉體九十度（圖19），收右腳向右前方邁出半步，其移動軌跡如「←」，左腳跟再向左轉動四十五度角（圖20），雙手從上方向左右兩側下落劃圓：與此同時，彎腰屈體（圖21），當兩手運行至右膝蓋上方（陽關穴）時，合掌上行，身體相應向上引伸重心移至左腿（圖22）。

當合掌運行至胸口處（膻中穴）時，轉動肩軸一圈，合攏十指順勢向上，兩肘彎曲成三角形，像禮拜姿勢（圖23），然後開掌向前上方劃弧，身體趁勢前傾，重心落在右腿上（圖24），至此完成了在右方（即西面方位）劃圓動作。接著左腿跟微提，向左方轉動四十五度角，身體重心移動左腿（圖25），收右腿向身體的右方邁出一步，隨之轉體九十度角，其移動軌跡如「↑」，像個「人」字，左腳跟相應再向左轉動四十五度角（圖26），雙手從上方分開，向左右兩側下落劃圓；與此同時，彎腰屈體，順勢前傾，身體重心落在右腿上（圖27），當雙手十指（十宣穴）向下運行至右膝蓋上方（陽關穴）時，合掌上行，身體相應向上引伸，重心移至左腿（圖28）。

當合掌上行至胸口處膻中穴時，轉動肩軸一圈，合攏十指順勢向上，兩肘彎曲成三角形，像禮拜姿勢（圖29），開掌向前上方劃弧，身體順勢前傾。重心落在右腿上，如貓撲勢（圖30），至此完成了在後方（即北方）劃圓動作。

接著，左腳跟微提向右轉四十五度角，收右腳向左邁一步，其移動軌跡如「←」，身體順勢向左轉九十度角（圖31），左腳跟繼續向右轉四十五度角，右腳跟也向右轉動四十五度，身體相應的向左轉九十度角（圖32），雙手從左右兩側落下，自然收勢（圖33）。

注意　起勢雙手向上舉起時，要精神集中，上齒微露，臉含笑意，目光炯炯有神，如貓似虎；雙腳前後左右在中間交換位置時，方位要準確，步法要穩健、連貫、敏捷無聲，身輕如貓；轉體屈伸做劃圓動作時，要配合腰腹的協調柔動方為準確；修練此功最好在空氣新鮮和安靜的環境進行，如在皎潔的月光下行動，則功力最佳；此功可多練幾次，不過每次做功不要超過二十分鐘。男女練功方法一樣，但婦女孕期勿練。

作用 人環功是以陰陽五行學結合人體精氣神而編成的一套培元固本輕身延年的功法。實際經驗證明，長練此功，可以體健神足、步履輕柔如貓，記憶力增強，老年人重度芳華，有回春之力。

此功的輕體換步，抽身後座動作，直接刺激了植物神經，交感神經，副交感神經，調節改善了神經系統的功能，兩手的升降開合和屈身彎腰的動作，刺激了前身的任脈，後身的督脈和腰部的帶脈，以及手三陽、手三陰、足三陽、足三陰諸脈的眾多穴位，可以使氣血運行暢通，防治頸椎、胸椎、脊椎的骨質增生，對腎虛出汗、腎炎、四肢麻木、肺病胸悶脹飽、肋膜炎、肝炎、腸鳴以及乳腺諸病症都有較好的療效。

做轉體運動時的夾襠，擠壓牽動了生殖器官（男子腎囊、睪丸、精索；女子陰道、卵巢、子宮），刺激了性腺，可調節改善性激素的分泌，對治療男女各種性缺陷有奇效；由於神經和內分泌系統的功能得到調節和改善，對預防癌瘤的發生，也有相當積極的作用。

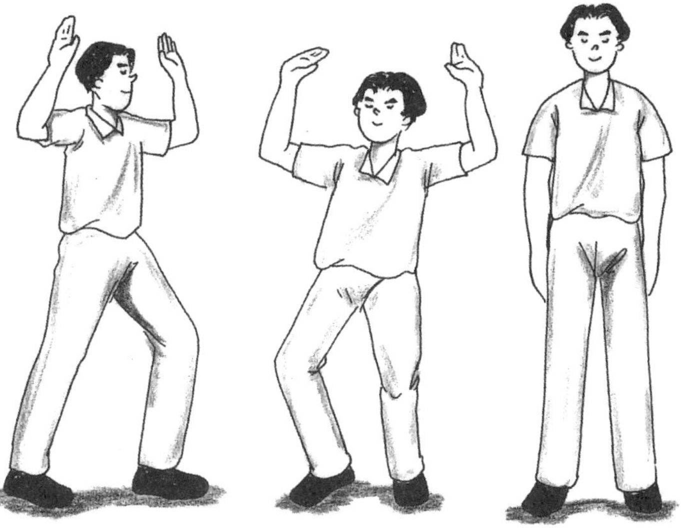

(3) (2) (1)

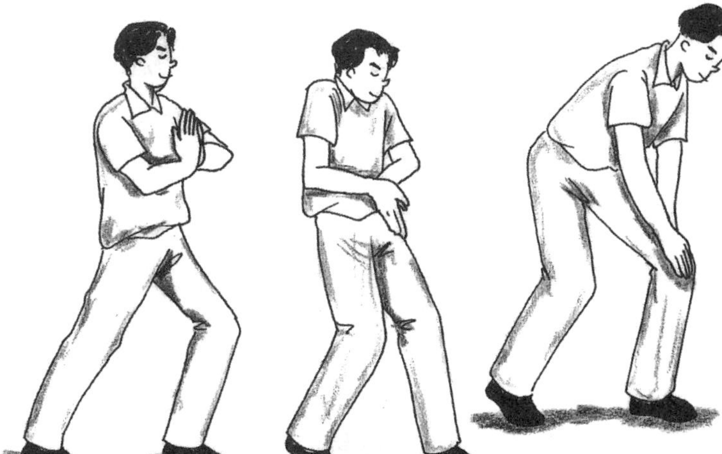

(6) (5) (4)

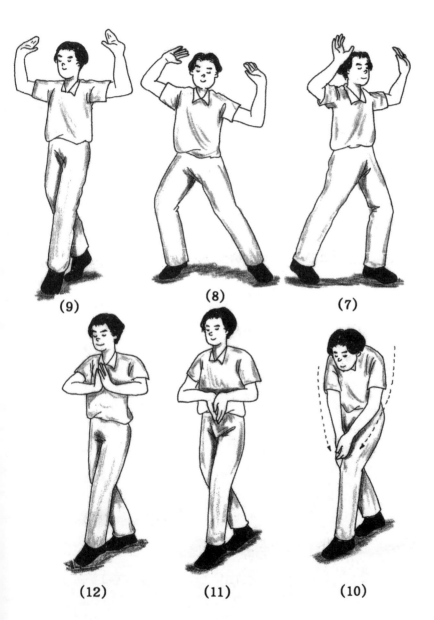

(7)

(8)

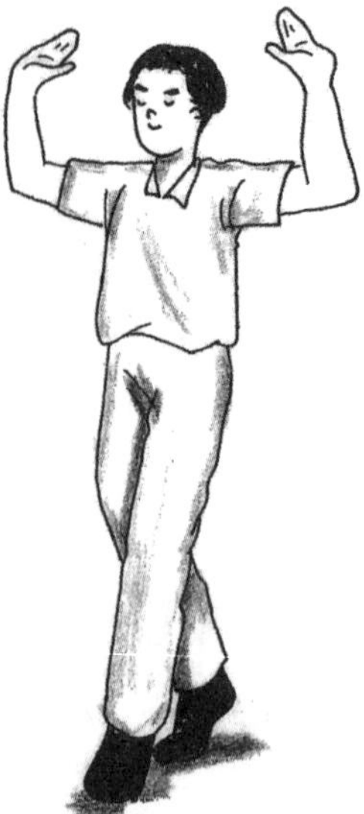

(9)

(10)

(11)

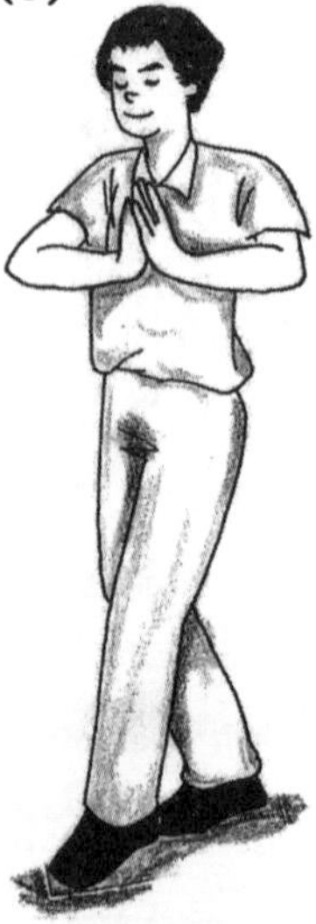

(12)

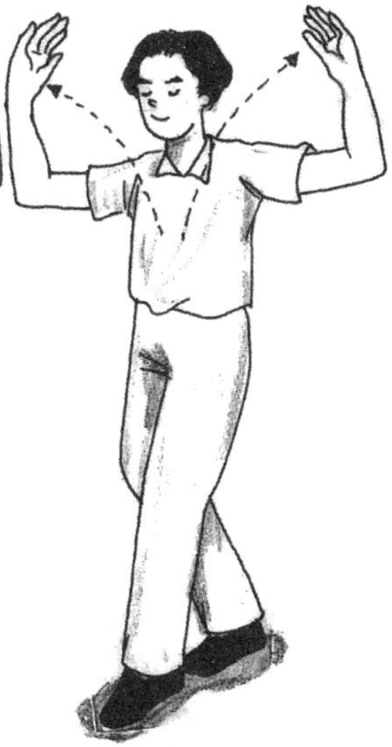
(13)

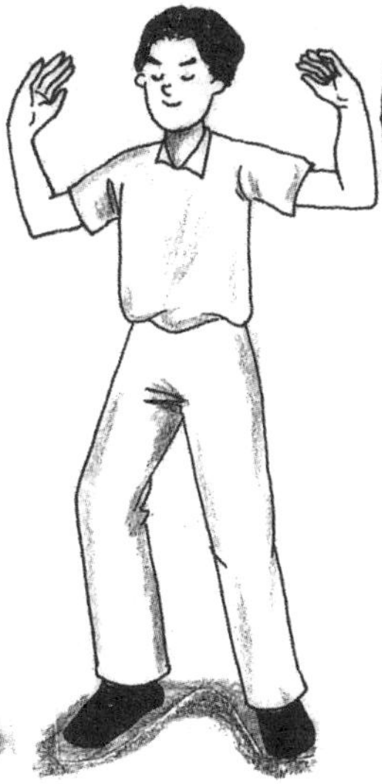
(14)

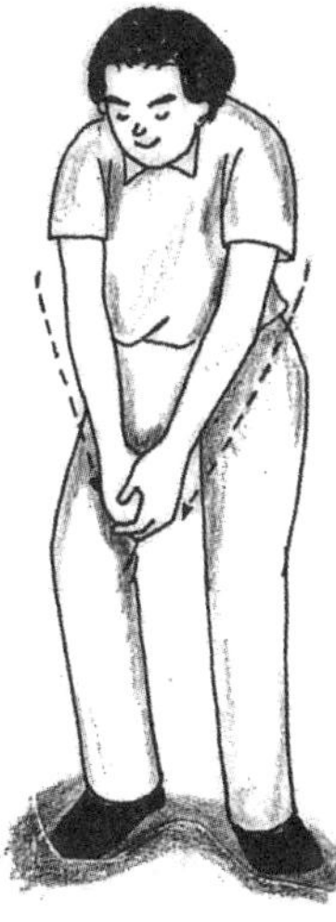
(15)

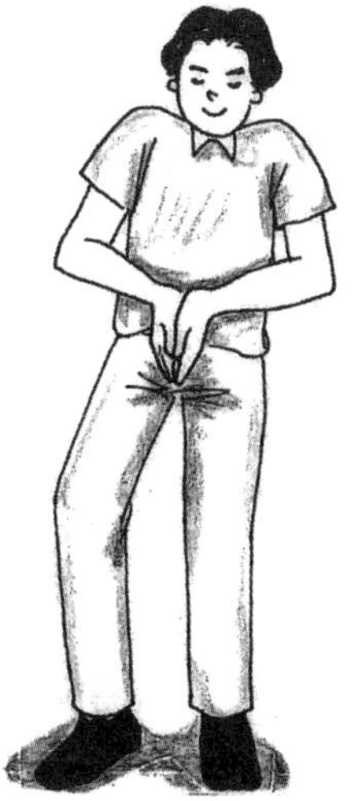
(16)

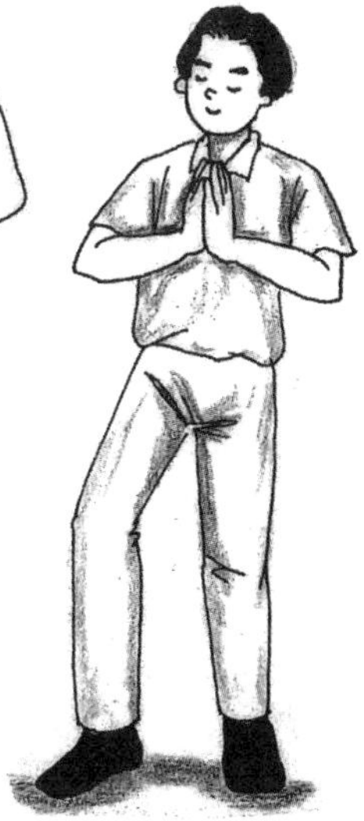
(17)

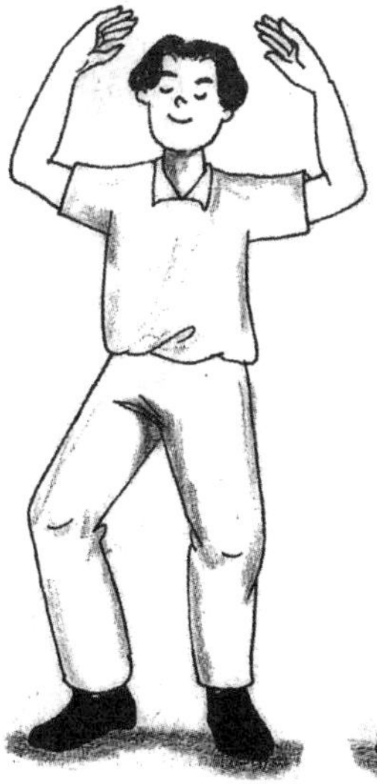
(18)

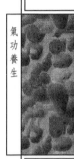

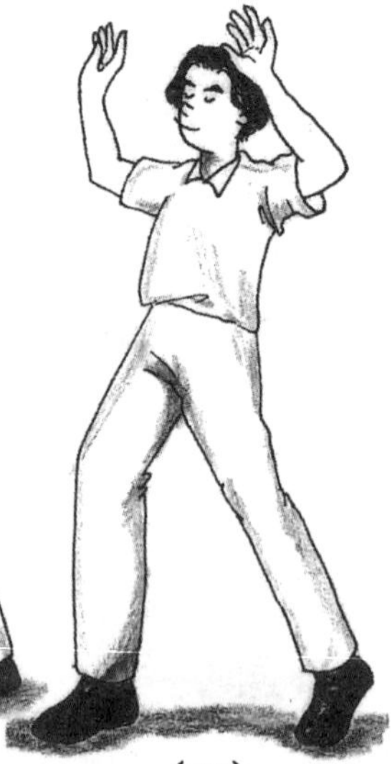

(19)

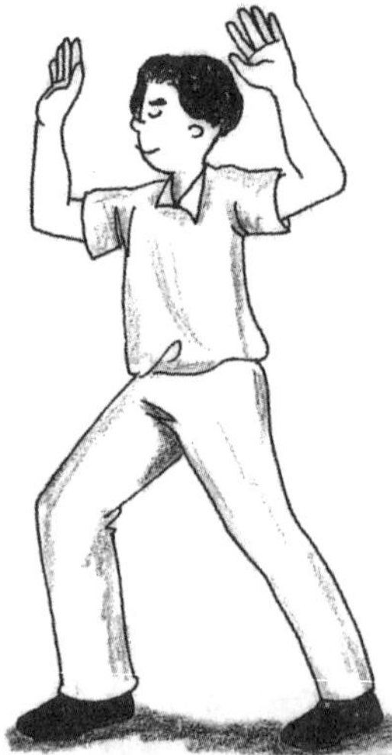

(20)

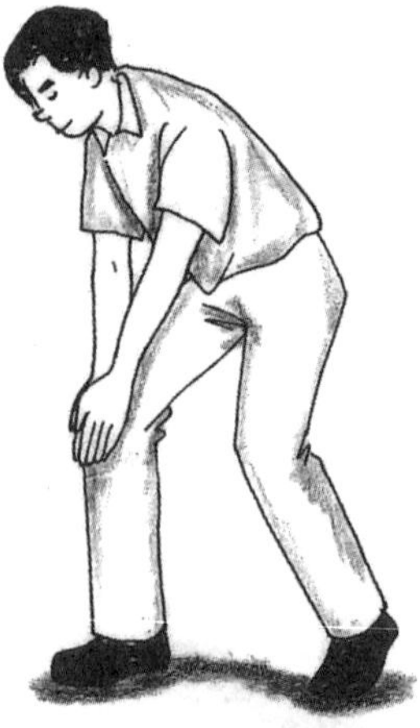

(21)

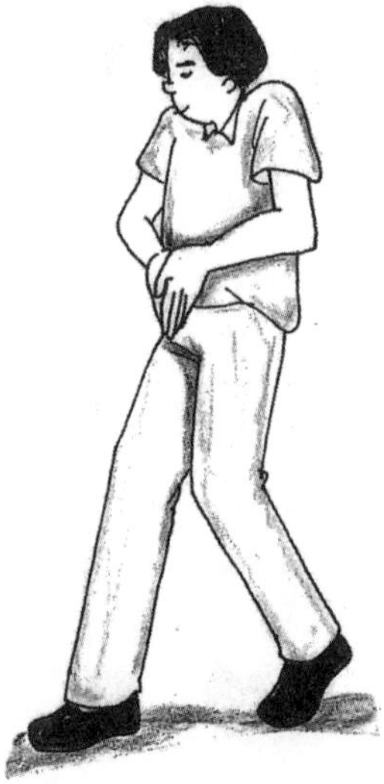

(22)

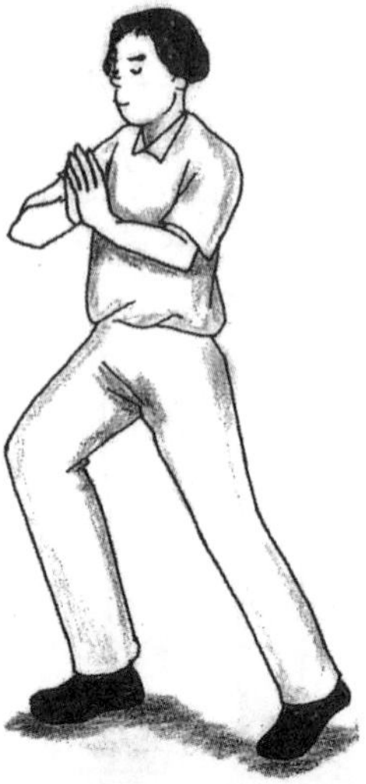

(23)

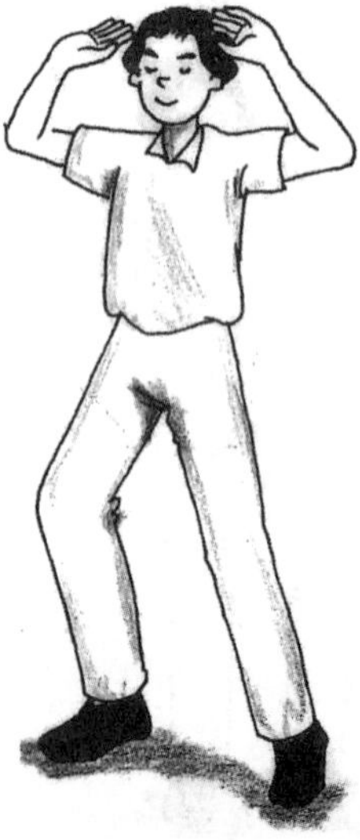

(24)

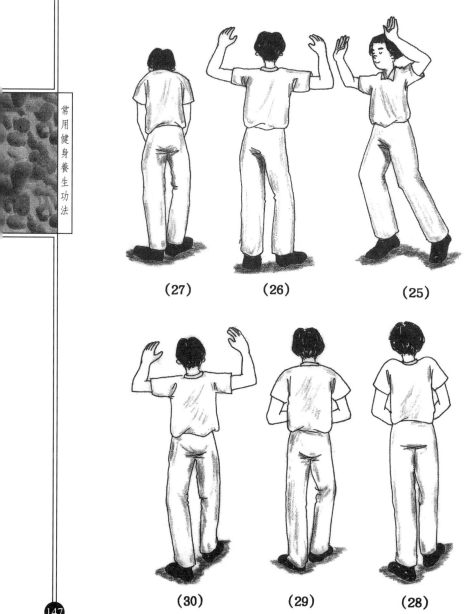

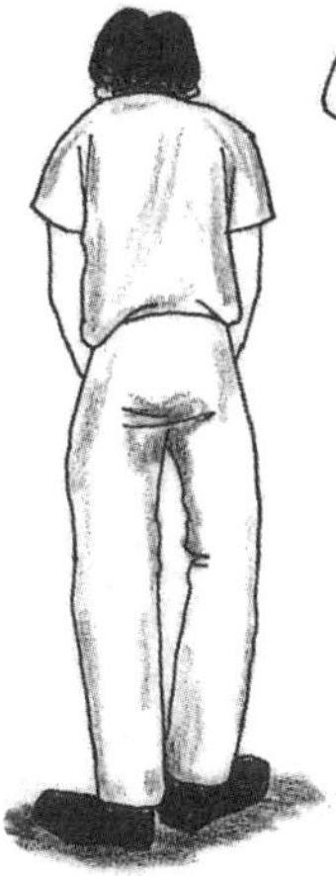

(27)

(26)

(25)

(30)

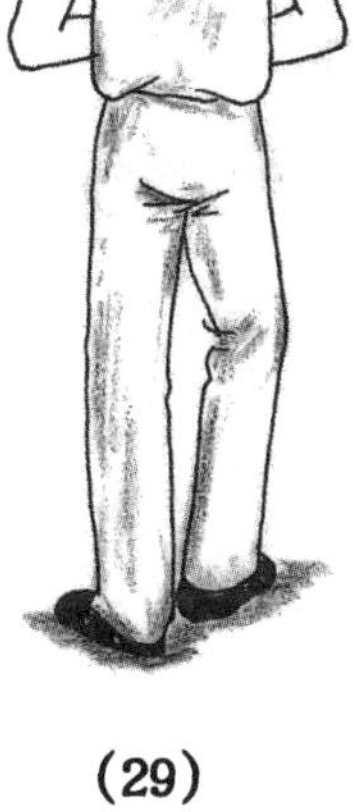

(29)

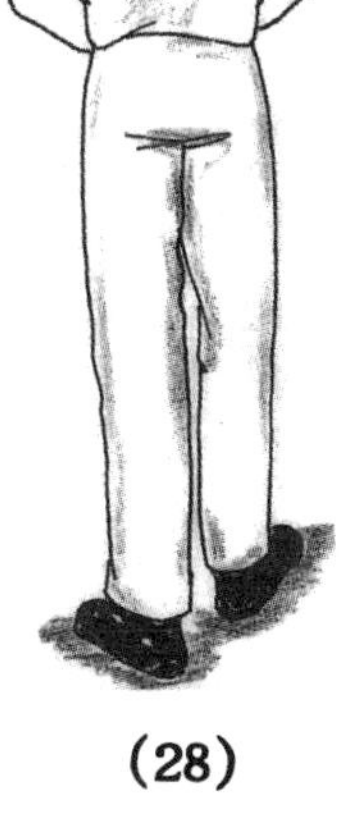

(28)

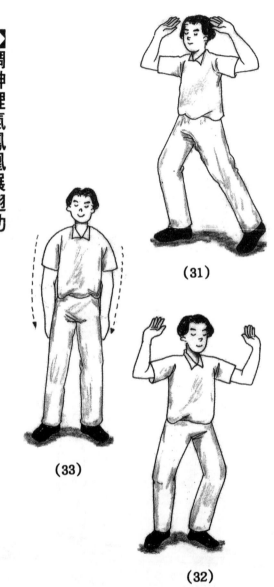

(31)

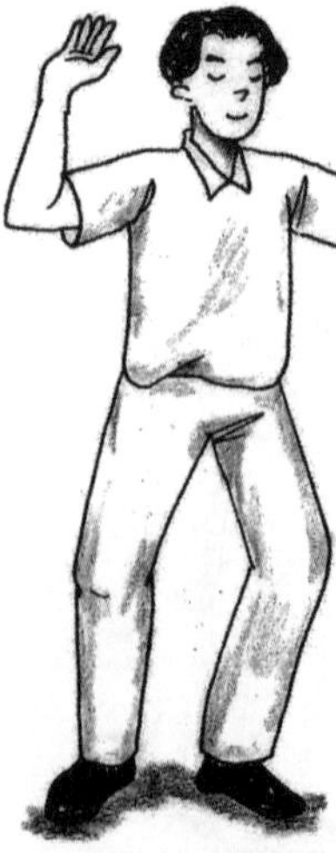

(32)

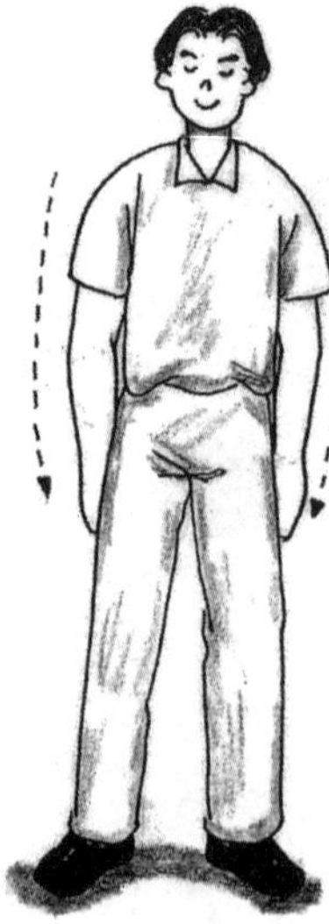

(33)

◇調神理氣鳳凰展翅功

此功姿勢，如鳳凰展翅高飛，回眸俯視，故曰「鳳凰展翅功」，又因此功的作用能緩衝身體在做功時所產生的衝動，調神理氣，恢復平靜的作用，所以又稱「大順功」。

預備勢　兩腿分開，與肩同寬，兩臂自然下垂，五指微屈，全身放鬆（圖1）。

起勢　兩臂向前抬起或抱球勢，右臂向上，左臂向下（圖2）。兩手背相對，左手向左上方伸展，伸盡後，手心由上轉為向下，右手向右下方伸展，伸盡後，手心由向下改為向上；與此同時，左腳向左橫開半步，轉體成弓步，身體重心移至左腿，回首俯視，成鳳凰展翅勢（圖3～圖5）。然後左右手回收，兩手背相對（圖6），右手向右上方伸展，伸盡後，手心由向上改為向下，左手向左下方伸展，伸盡後，手心由向下改為向上；與此同時，轉體成弓步，身體重心移至右腿，回首俯視，成另一方面的鳳凰展翅勢（圖7、圖8）。左右各做功四次，共做八次。

注意　呼吸要均暢、規律、自然、細深，動作緩慢自如，轉體換氣應柔和連貫雙腿根部，在轉動時要擠襠，身體和兩臂在舒展時，可有輕微顫動。

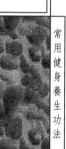

作用 鳳凰展翅功實為收功，主要在於緩衝做前功時身體產生之衝動，使動作引向尾聲，逐漸轉入常態。因而此功有調神理氣，恢復平靜的作用，對初學者尤為必要。

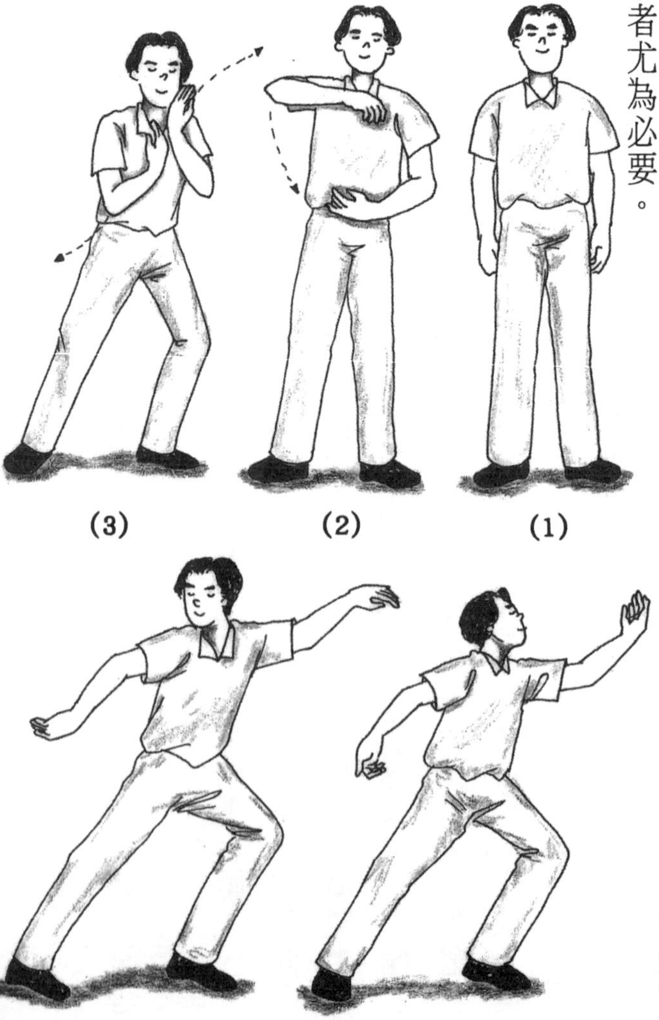

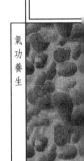

(1) (2) (3) (4) (5)

◆恢復青春還童顏功

此勢主要在於頭部，特別是顏面部位。久練此功可以使皮膚滋潤、細嫩、富有光澤、減少皺紋，不長暗瘡和老人斑，故曰「還童顏功」，又稱

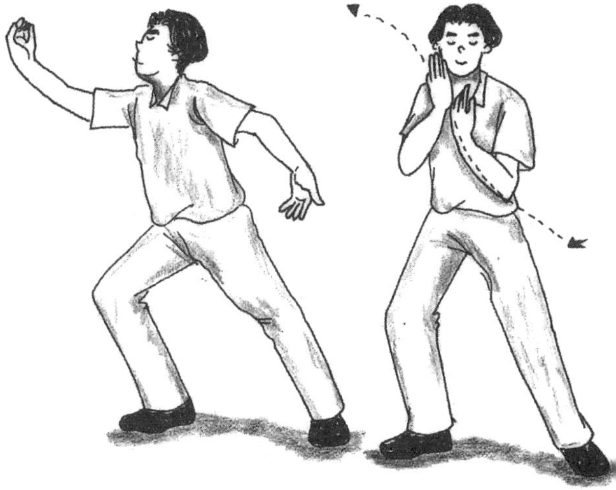

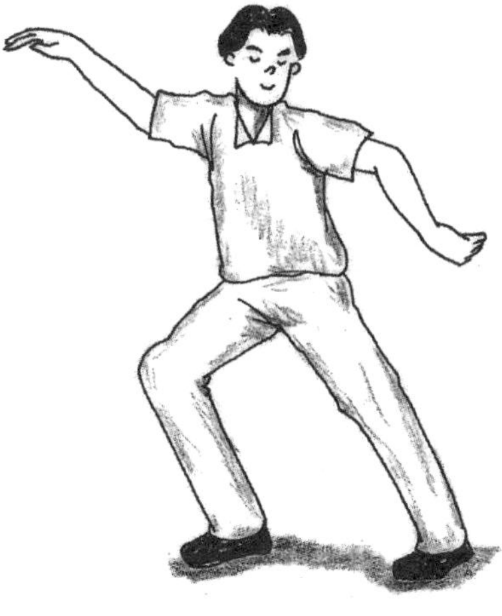

「潤膚功」，此功共分十四節。

三星高照

1.預備勢　含笑靜立，展胸收腹，肌肉放鬆，雙腿併攏，手臂置於體側，呼吸緩慢，均勻，目光平視前方，神態自然（圖1）。

2.起勢　雙手手心向下，由前向上徐徐升起（圖2），舉過頭頂（神庭穴），手心（勞宮穴）向上，兩手虎口（合谷穴）相對，使上肢三節（腕、肘、肩軸）下肢三節（胯、膝、踝）自然拉開，腳跟微抬，形成六順（圖3）；兩手在上舉的同時，展胸收腹，盡量多吸新鮮空氣（即道家所謂宇宙天空活氣），此動作道家稱為「服氣」。

吸氣時注意綿細、無聲，吸盡後翻掌，兩手按原路線慢慢落下，復歸原位（圖4）；與此同時，消體內濁氣（道家稱之為死氣）排出，照此連做三次（道家稱第一次舉手為福星，第二次舉手為祿星，第三次舉手為壽星，前後三次稱三星高照）。

作用：按道家說法，此功吸氣時，手心（勞宮穴）向下是吸地陰，具

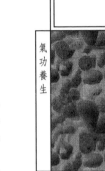

養血、活血、調血作用；手心向上是吸天陽，具養氣的作用。長練此功可以補氣養血，氣血運行通暢，陰陽二氣均分，活血化瘀，體健神足。

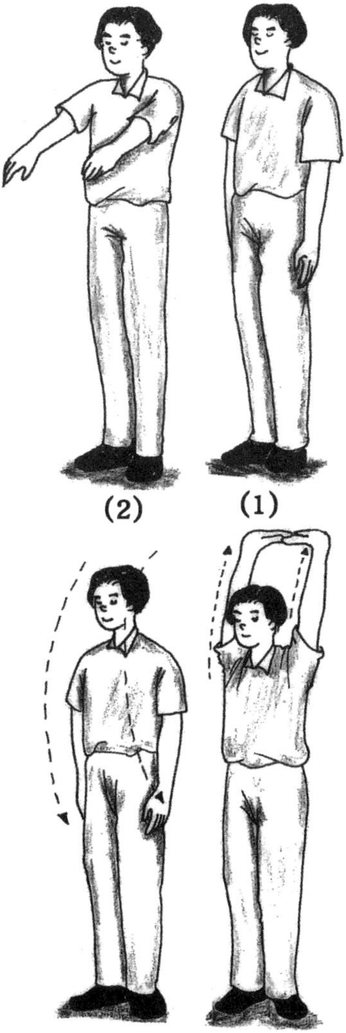
(1) (2) (3) (4)

替天庭

1.預備勢　動作接前，自然站立。

2.起勢　用兩手的食指、中指、無名指從雙眉中間位置（印堂穴）向

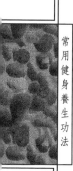

上按摩，左右分開，順摩天庭（陽白、神庭、太陽諸穴）八次（如圖示）。道家稱此動作為「替天庭」。

作用：按、順摩動作可防止中老年出現過多的抬頭皺紋，或者使其由深變淺；由於動作刺激了天庭諸穴，可防治鼻病、眼眶發緊酸麻、頭痛、暈眩、失眠、高血壓、三叉神經痛、眼震顫、面神經痛等病。

順雙頰

1. 預備勢　自然站立，兩手在胸前合掌摩生熱。
2. 起勢　用摩擦發熱的雙手捂住面部兩頰，手心（勞宮穴）從顴骨位置由上往下按摩八次（如圖示），若用唾液擦面效果更佳。

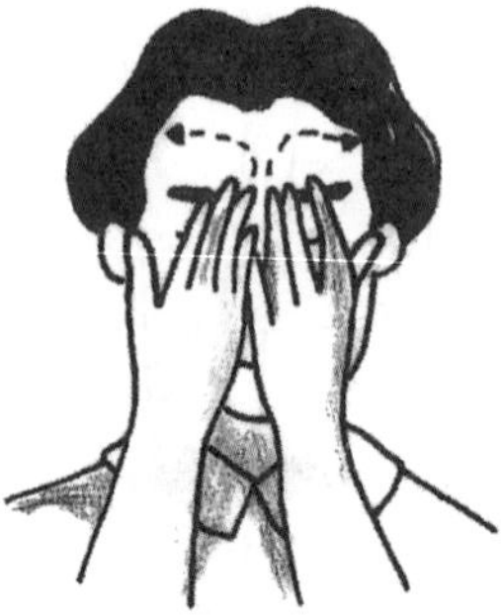

作用：用熱手按摩雙頰，加上唾液（含有自身的激素）的作用，能促進血流暢通，細胞活躍。長練此功，可使皮膚細嫩、滋潤、富有光澤，減少皺紋斑點。

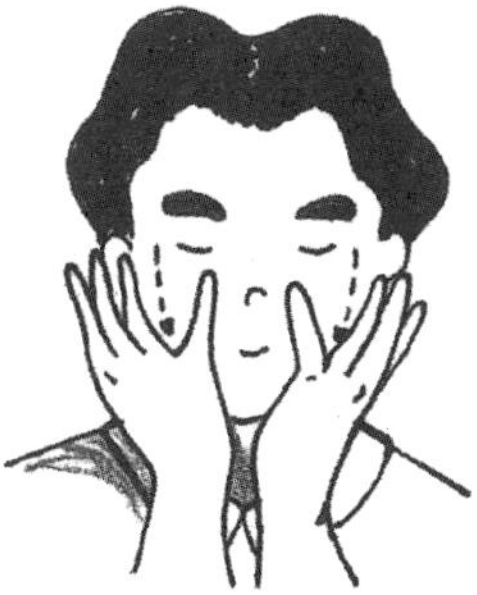

擊龍顏

1.預備勢　自然站立，雙手在胸前摩擦，使手生熱。

2.起勢　用摩生熱的雙手手指肚（十宣穴）擊打面部皮紋（包括天庭、兩頰、雙顎、腮、嘴、下頷等部位），約一分鐘（如圖示）。

作用：由於擊打面部，震動了五官神經和皮下組織，使細胞興奮活躍，血流暢通，可以防治面部神經酸痛、痲痺和顫動，還有助於顏面皮膚的健美。同時對十指也有保健作用，可防治麻木、酸痛、手顫、血流不通、手指發冷諸疾。

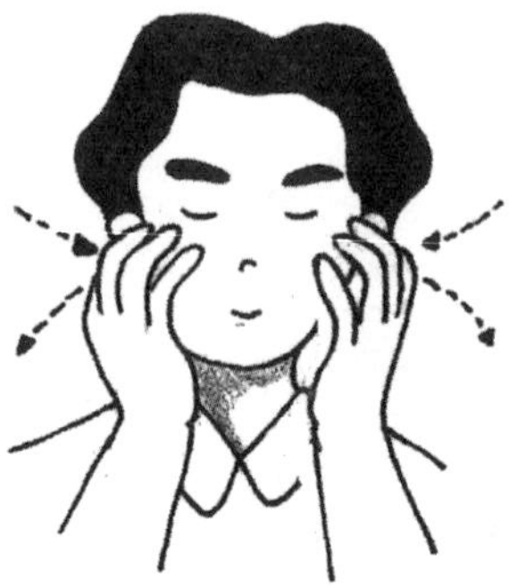

順風耳

1.預備勢　站立姿勢與擊龍顏。

2.起勢　用手雙心前後摩擦兩耳八次（圖1）。注意兩手往後順擦耳朵時用力稍強，往前反摩擦時用力要輕。接著用中指將左右耳扇向前按住，食指搭放在中指上，向下滑擊耳鼓三次（圖2），道家稱之為擊天鼓。

作用：摩擦雙耳牽動刺激了面部的上關、下關穴位，耳部的聽宮、聽會、耳門等穴位，因而可以防治耳聾、耳鳴、耳炎諸症；擊天鼓可增強聽力，開竅通神，心明眼亮。

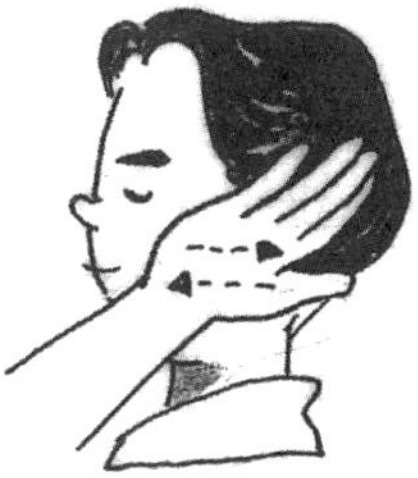

(1)

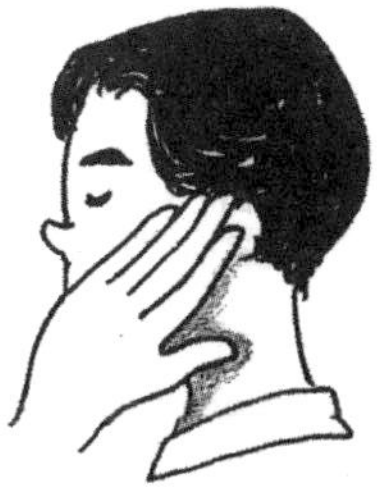

(2)

擦龍頂

1.預備勢　自然站立。

2.起勢　雙手十指的指甲背部，從額前髮際處（神庭穴）開始往後推梳八次（如圖示）。

作用：透過兩手十指的推梳，刺激了頭頂的百會、通天、四神聰等諸穴，可防治頭暈、目眩、鼻炎、腦貧血、癲癇、嘔吐等症。

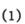

育天地

1.預備勢　站法如前，左手放置脖後。

2.起勢　左手在脖後天地（道家術語，包括風池、風府、啞門、天柱諸穴），由右向左摩擦捂捏八次（圖1），再換右手，由左向右摩擦捂捏八次（圖2）。

作用：兩手在諸穴上擦摩捂捏，可防治精神分裂症、後頭痛、搖頭症、視物不清、面部肌肉抽動、中風等症。

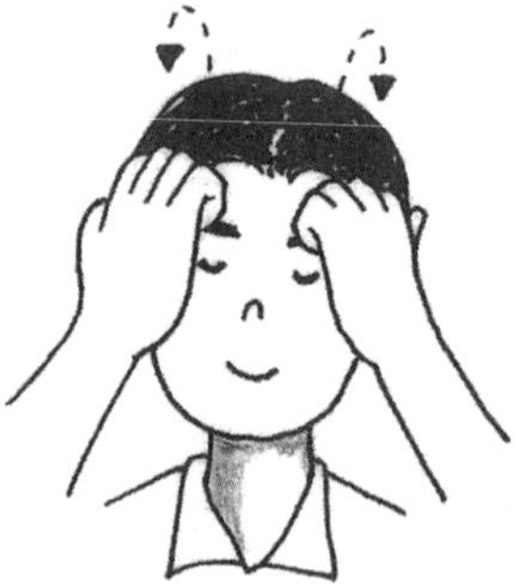

大順功

1.預備勢　自然站立，兩手置於胸前。

2.起勢　兩手在胸前撫摩擦熱，然後擦手心、手背、指縫、手腕、雙臂，狀如洗浴（圖1～圖3）。

作用：該功是站功中的最後功法。雙手的撫摩直接刺激了手三陽、手三陰六脈中諸穴位，故此能防治手發熱、發冷、出手汗、手顫抖、手抽筋、手腕酸痛等症。

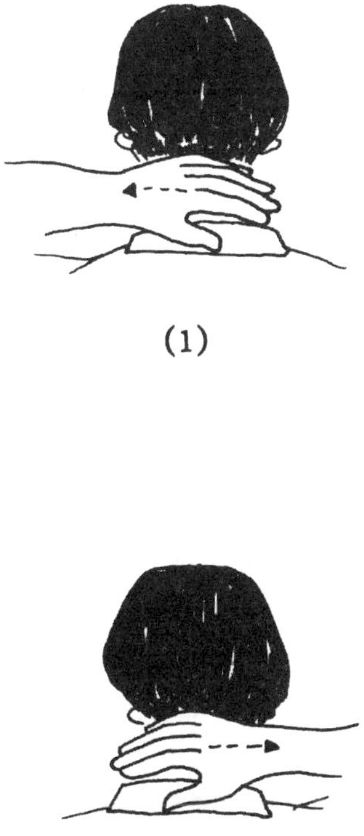

(1)

(2)

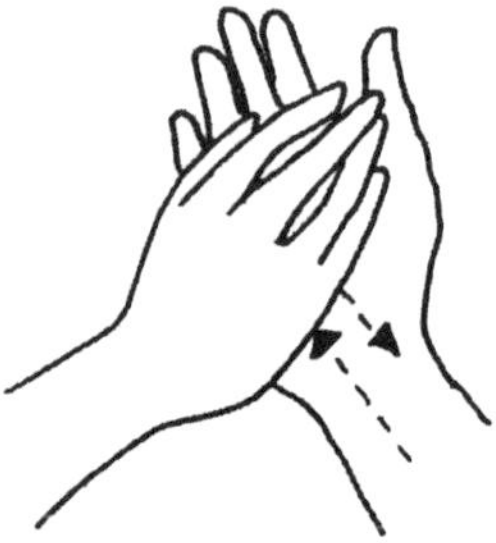

(1)

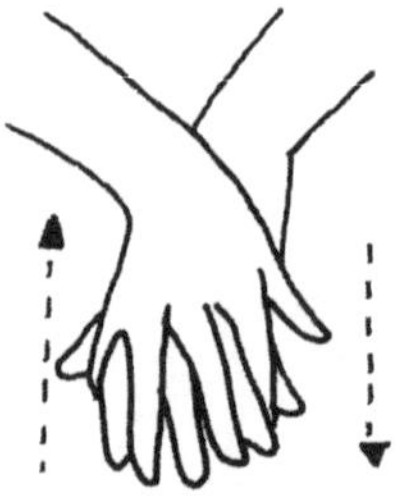

(2)

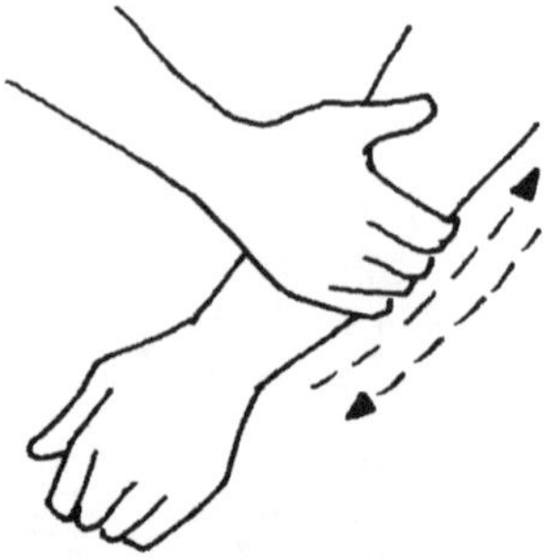

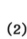

(3)

脫胎換骨易筋經

◆身心並練，內外兼修

《易筋經》又名《易筋洗髓經》，為明代天啟年間紫凝道人蒐集醫、道流傳的導引術，漢代東方朔的洗髓、伐毛健身法，在宋代流傳下來的八段錦及其健身理論的基礎上編排而成的。

《易筋經》原書載：「易者，乃陰陽之道也，易即變化之易也」。魏伯陽《參同契》載：「日月為易，剛柔相當」。說明「易」字就是日月二字結合起來，代表陰與陽的不斷變化。原書又說：「脫換，易筋是也」，「清虛，洗髓是也」，又說：「所言洗髓者，欲清其內；易筋者，欲堅其外」。可見原書旨趣，並非全在「易筋」，而是既易筋又洗髓，身心並練，內外兼修。多年來的實驗證明，持之以恒的堅持易筋洗髓經的鍛鍊，對神經衰弱、腎虛、陽萎、早泄等疾病有顯著得療效。

◆拱手當胸，心澄貌恭

「拱手當胸」為易筋洗髓經第一勢，要求做到：定心息氣，身體立定，兩手如拱，存心靜極；立身期正直，環拱手當胸，氣定神皆斂，心澄貌亦恭，具體做法如下：

預備樁功 兩腳平行開立，相距與肩同寬，身體重量大部分落於兩腳跟，上身端正，兩膝、胯關節保持直而不僵的狀態。兩臂自然下垂於身體兩側，五指自然併攏微屈。兩眼光平視前方一固定目標，繼而收回，輕閉雙眼或似垂簾狀（圖1）。平心靜氣，神態安祥。

自然緩慢呼吸 用意念由上至下從頭、頸、肩、臂、手、胸、腹、臀、大腿、小腿、腳依次反覆察覺下去，體驗身軀各部關節、肌肉放鬆的感覺，若有緊張的地方則微微蠕動該處而鬆之。務使全身肌肉盡可能的放鬆，逐漸達到內臟、血管等形體及精神一鬆到底。透過放鬆使雜念排除，進一步達到洗心滌慮、清虛洗髓的作用。

這一精神內顧的樁法，也稱內視、反觀、自在，就是任其自然存在的意思。通俗的講，「觀自在」就好像正在欣賞體內億萬細胞的自由自在的運動。

上述練習為「鬆」字訣第一步功，繼之進以身體正中線為主的第二步功法的練習。由泥丸（泥丸在兩眉間與枕後粗隆連線的中點處，相當於頭顱的正中心，下丘腦的部位）。喉、心、胃、臍後、腎前、會陰、湧泉等七處穴竅逐漸打通衝脈、達到「衝脈以為和」的境界。

明・李時珍在《奇經八脈考》中援引宋・張紫陽《八脈經》說到：「八

脈者，衝脈在風府穴上，督脈在臍後，任脈在臍前，帶脈在腰，陰蹺脈在尾閭前，陰囊上，陽蹺脈在尾閭後二節，陰維脈在頂前一寸三分。陽維脈在頂後一寸三分。凡人有此八脈，俱屬陰神，閉而不開，惟神仙以陽氣衝開，故能得到。八脈者，先天大道之根，一氣之祖。採之惟在陰蹺為先，此脈才動，諸脈皆通。

次督、任、衝三脈，總以經脈造化之源。陰蹺一脈，散在丹經，其名頗多，曰天根，曰死戶，曰復命關，曰酆都鬼戶，曰死生根，有神主之名曰桃康，上通泥丸，下透湧泉。倘能如此，使真氣聚散，皆從此關竅，則天門常開，地戶永閉，尻脈周流於一身，貫通上下，和氣自然上朝，陽長陰消，水中火發，雪裡開花，所謂天根月窟閒來往，三十六宮都是春。得之者，身體輕健，客衰返壯，昏昏默默，如醉如痴，此其驗也。」

我們認為練功打通衝脈或中脈較為貼切。所謂「一脈通百脈通」當指此脈。此脈一通，十二經及奇經八脈皆可通達，具體練法如下：

由上到下引導氣血，內觀時要注意「兩眼相送，須向靜中行，莫向忙中送」。首先內觀泥丸，自感頭腦清晰，清瑩如晨露。

意氣下行，內觀喉嚨，自感頸部放鬆、放軟。

意氣下行，內觀心田，自感心竅通利，神清氣爽，心樂妙美，胸寬似海。

意氣下行，內觀胃，自感脾土溫潤，上腹舒適。

意氣下行，內觀臍後腎前，自感腎間動氣，元氣充肺，腹內鬆淨氣騰然。

意氣下行，內觀會陰，自感會陰放鬆、放軟。

意氣沿兩腿內側下行，內觀湧泉，自感生機勃勃，足下無力氣血行。

臂前平舉 兩臂徐徐前平舉，兩掌心相對，與肩寬相等，兩臂平直，有向前伸展之意，切忌僵硬，稍停片刻（圖2）。

拱手環抱 屈肘，肘節自然向下放鬆沉墜，兩手徐徐內收，距胸約一拳，兩掌慢慢合攏，指尖朝上，掌根與膻中穴相對（圖3），兩肩鬆開微沉，此謂「沉肩墜肘氣沉丹田」。脊背舒展，此稱「含胸拔背」，亦有助於呼氣時「氣沉丹田」。舌尖輕抵上顎，此謂「搭橋」，練功至相當時間，自覺氣向下行，沉於小腹丹田，即做到上虛下實，寬胸實腹，動中有靜，靜中有動，似動非動，似靜而非靜。

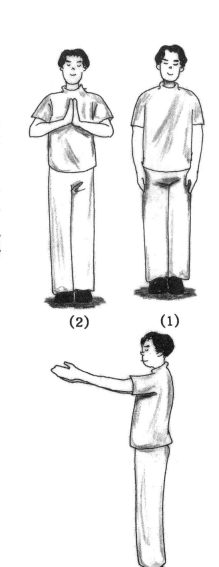

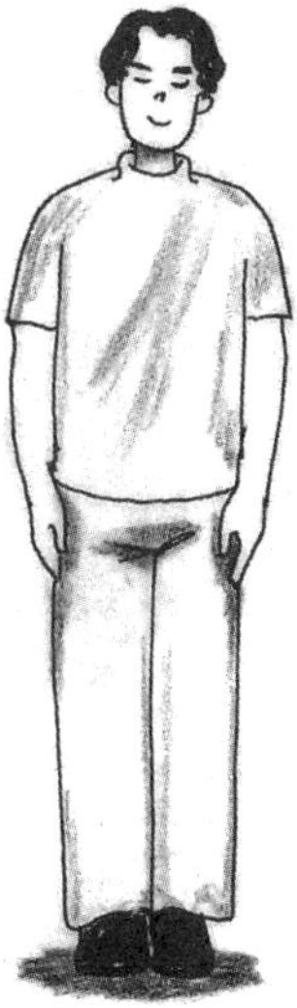

(1)

(2)

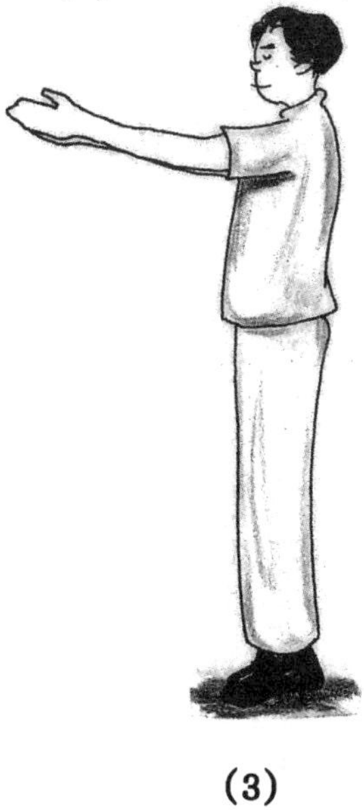

(3)

◆兩臂橫擔，心平氣靜

「兩臂橫擔」為該功第二勢。要求：足趾抓地，兩手平開，心平氣靜，目瞪口呆。作法如下：

按掌行氣　兩掌心翻轉向下，十指相對，在身前緩緩下按至小腹前，同時意氣隨之下沉丹田。注意鬆腰、收臀、含胸、蓄腹（圖4）。

兩臂橫擔　兩掌同時向左右分開，再徐徐下抬成側平舉，掌心朝上，注意兩臂平直有向左右伸展之意，兩手微高於肩，肩關節不可僵直，胸宜舒展自然。兩眼平視及遠，若雄鷹遠眺（圖5），兩唇微開，上下牙裂亦微開，舌尖自上顎自然放下，此謂拆橋。鬆腰，則頂心百會穴虛虛領起上體，身軀有上展意；鬆腰則臂部自然鬆垂，兩腳有向地心伸展意，久練後則兩手心勞宮穴，兩足心湧泉穴，氣感皆明顯。

太極拳家陳鑫說：「人之一身，以腰為中界，氣往上下行，中界為腰。令之上行下行似兩橛，其餘一氣貫通也」。如將意念集中於腰際，就能將其他部位的勁力內收，其他一切部位則處於鬆弛無力狀態。久練後自可感到以腰為軸，展中宮合，合中宮展。

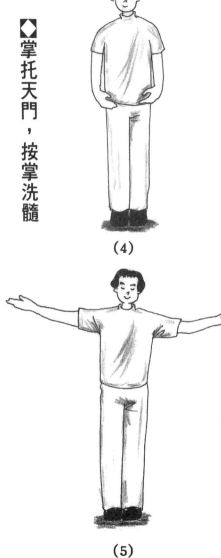

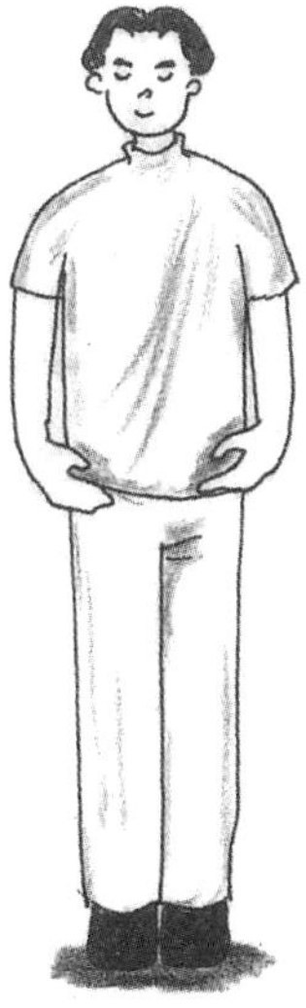
(4)

(5)

◆掌托天門，按掌洗髓

「掌托天門」為該功第三勢。做功要求：掌托天門目上視，足尖著地立身端，力透四肢，咬緊牙關不放鬆，舌可生津將顎低，鼻能調息覺心安，兩拳緩緩收回處，用力還將挾重看。做法如下：

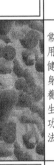

舉臂展目　兩臂上舉直伸，掌心相對，兩臂猶如打呵欠時的上展意，不可僵硬死板。仰面觀天，遙視天之極處（圖6），此即站禪中之「腳跟踏地鼻遼天」，莊子讚稱的「仰面長噓」，《內功經》謂此為「折天柱以下氣」（天柱穴在挾項後髮際，大筋外廉凹陷中）。此動作有助於任脈氣血下行。兩眼亦可輕閉，以天目（慧眼，在眉頭連線中點印堂穴稍上凹陷中）分向左右舒展，在腦後會合，沉督脈下行意注入腰腎。如果這樣頭暈、頭不適，可改成面帶微笑，亦能舒展慧眼。

掌托天門 翻轉掌心向上，十指相對，舌輕抵上顎，仰面觀天，遙視天之極處（圖7）。亦可輕閉雙眼，透過天目意看天之極處。「神閒氣遠，意靜心清」、「翻眼上舉將心寧，心寧然後氣能通」，練功有素之人慧眼如有「神光」，外射及遠。

但初學者要先展後收，也就是說，開始先練眉額間放鬆（最好先由舉臂展目練起），所謂「舒眉展目」，「笑自心田起」，應在練功中貫徹始終。全身肌肉的放鬆，最難做到的地方就是額肌的放鬆，此處一放鬆，全身各處就無不放鬆了，但此處的放鬆與身體其他部位放鬆的感覺不同，它不是一種溫熱感，而是似有微風習習透入清涼醒腦的感覺，只有練功到一定程度才能出現。

俯掌貫氣 兩掌心翻轉朝下，肘微屈，頭正，眼平視前方，舌尖自上顎輕輕放下（圖8）。在翻掌下覆的同時，神意亦自天之極處收回，此謂「神返身中氣自回」。鬆腰，則兩手心勞宮穴發氣，自頭頂百會穴透入，經喉嚨，沿衝脈至會陰。有高血壓者。可沿大腿、小腿至湧泉穴透入地心極處。

按掌洗髓　兩掌在身前緩緩下按至小腹前（圖4），意念亦隨之沿腦、脊髓節節下行至尾閭，分別再下行於大腿和小腿骨髓，直達湧泉。久練氣感充實後，似有溫水自上而下清一次的感覺，逐漸達到神清氣爽、雜念頓消的境界。此即「清虛洗髓」、「浹骨洗髓」太極拳所謂「氣斂入骨」。

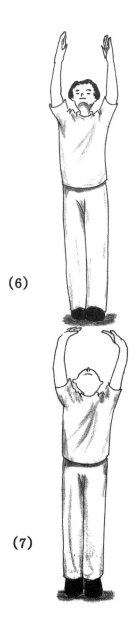

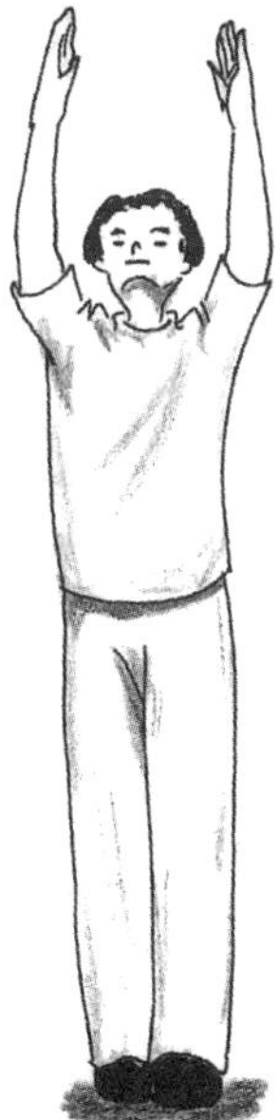

(6)

(7)

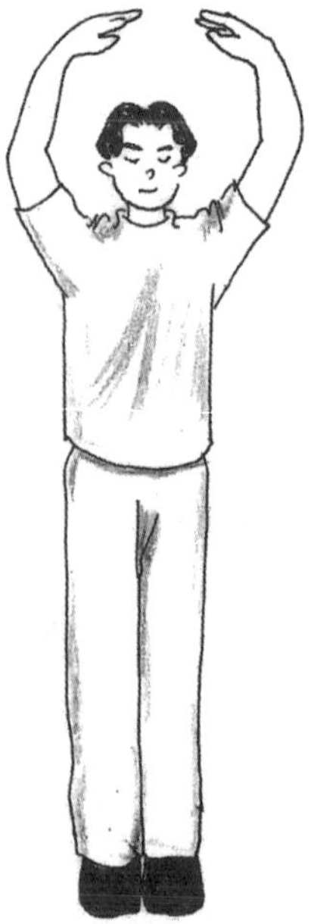

(8)

◆摘星換斗，俯掌貫氣

「摘星換斗」為該功第四勢。要求：單手高舉，掌鬚下履，目注兩掌，吸氣不（慢）呼，鼻息均勻，用力收回，左右同之；隻手擎天掌履頭，更從掌內注雙眸，鼻端吸氣頻調息，用力收回在左右眸。具體做法如下：

隻手擎天 右手臂處勞宮穴貼著命門穴（第二腰椎棘突下）。左手經身體左側緩緩向上舉起，掌心朝天，五指朝右方，鬆肩直臂。舌尖輕抵上顎。仰面上觀手背，或閉眼通過天目穴意看天之極處（圖9），同時頭頸引上體自命門穴有向上伸展意，腰臀及下肢自命門穴亦向地心有伸展意。呼氣時留意於靜鬆伸展，感到百節開通，毛髮疏暢，遍體毛孔張開，似有氣出。

俯掌貫氣　左掌翻轉朝下，肘微屈、頭正、舌尖自上顎自然放下（圖10），眼平視前方或輕閉，同時「神還身中」。久練後與隻手擎天連續練習時有「人在氣中，氣在人內」，內外一氣的感覺。鬆腰，則左掌勞宮穴發氣，與上式「俯掌貫氣」同，可參閱。

按掌洗髓　左掌在身前緩緩下按至小腹前（圖11），意念與上式「按掌洗髓」同。

右手動作與左手動作相同，唯左右相反。

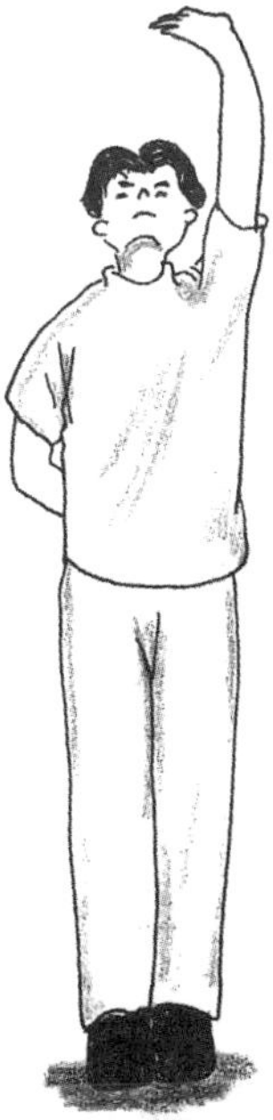

(9)

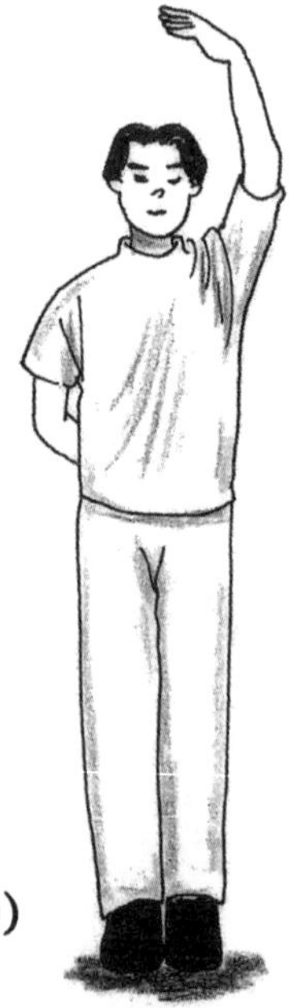

(10)

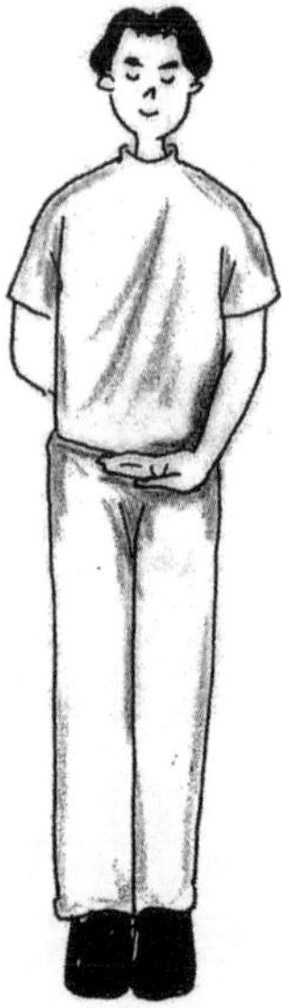

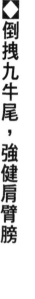

(11)

◆倒拽九牛尾，強健肩臂膀

「倒拽九牛尾」為《易筋洗髓經》第五勢。要求：小腹運氣空鬆，前跪後腿伸直，二目觀拳，兩膀用力；兩腿後伸前屈，小腹運氣空鬆，用力在於兩膀，觀拳須重雙瞳。做法如下：

弓步觀拳 左腳向左方邁一步，成左弓步。同時左手握拳上舉，拳稍過頭頂，拳心向內。屈肘，前臂與上臂所成角度略大於直角。肘不過膝，膝不過足，成半圓形，兩眼觀左拳，右手握拳直肘向後伸展，拳心向後，前後兩拳成絞繩狀，稱為螺旋頸，鬆肩、兩肩要平而順達。背直，塌腰收臀，胸略內含，藏氣於小腹，鼻息調勻，舌尖輕抵上顎（圖12）。

清虛洗髓　兩拳放鬆成半握拳狀，舌尖自上顎放下。肩、腰放鬆，左手勞宮穴發氣。閉目，氣自天目穴透入，依次貫穿腦髓、脊髓、兩腿骨髓，直達兩腳湧泉穴（圖13）。

然後轉身向後，重做以上馬步觀拳和清虛洗髓，注意左右相反。

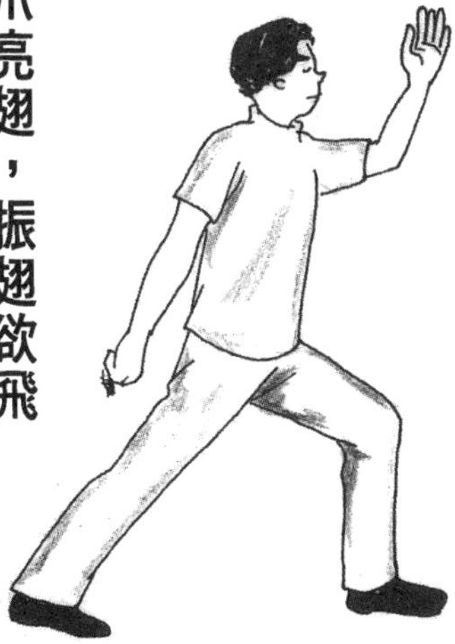

(12)

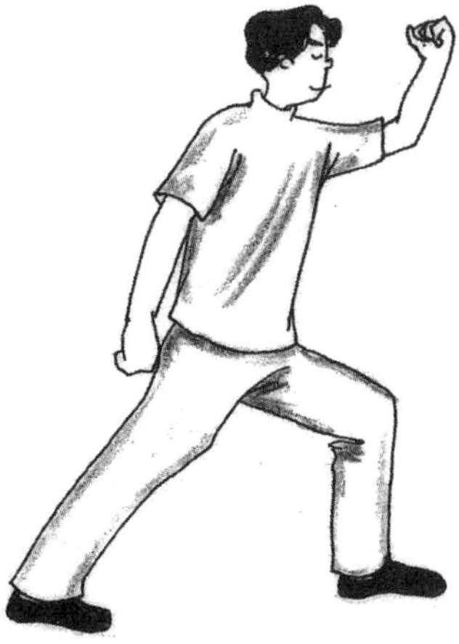

(13)

◆出爪亮翅，振翅欲飛

「出爪亮翅」為該功法第六勢。要求：掌向上分，足趾拄地，兩脅用力，並腿立直，鼻息調勻，咬牙，舌抵上顎，十指用力，腿直，兩拳收回，如挾物；挺身兼怒目，握手向當前，用力收回，功須七次全，具體做法如下：

握拳護腰　由第一勢預備樁功，上身前俯，兩臂在身前鬆垂，兩手握拳，由身前緩緩提起，置於腰間，拳心朝上（圖14～圖16），同時配合順氣。身直胸展，舌尖輕抵上顎。青少年、年輕力壯或以強壯體力者，提起時握緊拳。

雙掌前推　兩拳變掌，緩緩向前推出，至終點時掌心朝前，坐腕舒指，高與肩平，兩眼平視指端，延展及遠（圖17、圖18），練虛靜功時亦可閉眼，以天目意看天邊，同時配合以緩緩深長呼吸，舌尖自然放下。

吸氣回收　鬆腕，虛掌，十指微屈，屈肘，兩手緩緩向胸脅回收，勢若海水還潮，兩眼輕閉，舌尖輕抵上顎，配以緩緩吸氣。

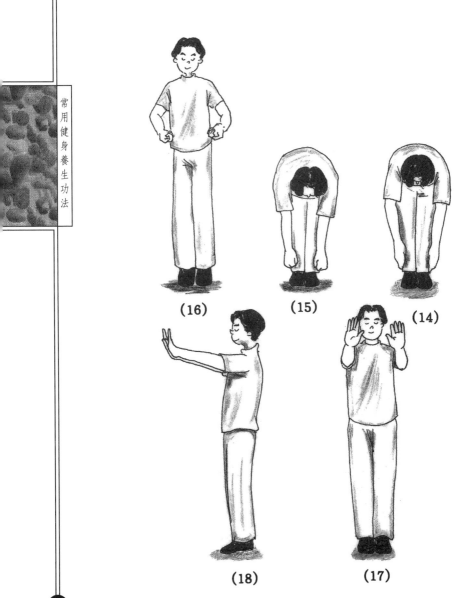

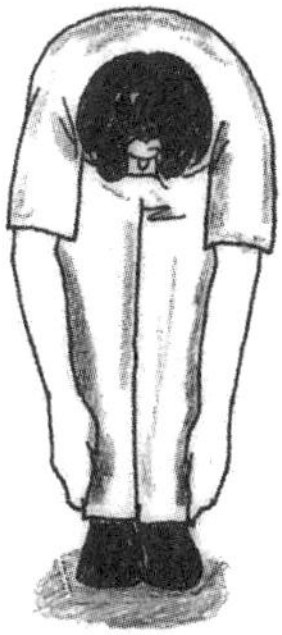
(14)

(15)

(16)

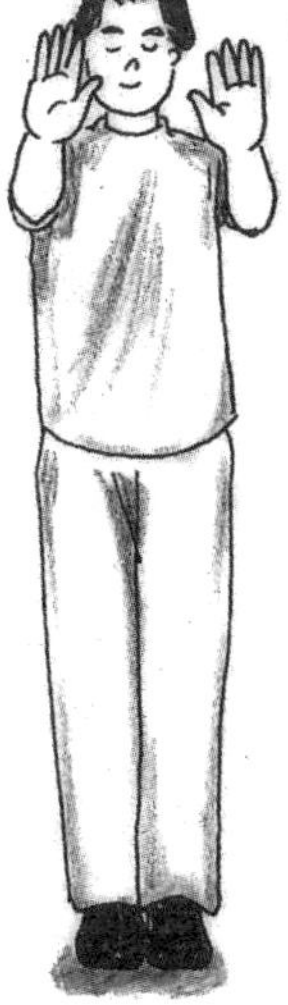
(17)

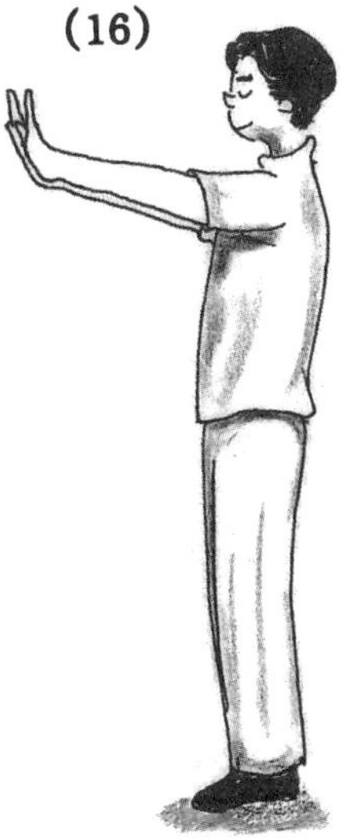
(18)

◆拔馬刀勢，弗嫌力猛

「拔馬刀勢」為《易筋洗髓經》第七勢。要求：單膀用力，夾抱頸項，自頭收回，鼻息調勻，兩膝立直，左右同之；側首彎肱，抱頸及頷，自頭收回，弗嫌身猛，左右相輪，身直氣靜。具體做法如下：

擰身背觀　左手後背，掌心朝外，置於腰部（有一定基礎後可逐漸移於背部兩肩胛間）左手上舉過頭，屈肘貼枕部抱頭，手指壓拉右耳（壓拉部位亦可根據病情而有所變化）。左腋張開，同時頭頸腰背擰轉向左後方，眼看右足跟。舌尖輕抵上顎，稍停片刻（圖19～圖21）。

側頭上觀　擰身復正，側頭上觀，眼神延展及遠。舌尖輕抵上顎，身直氣靜（圖22）。

兩手下落，恢復預備樁功，動作同以上兩式，唯左右相反。

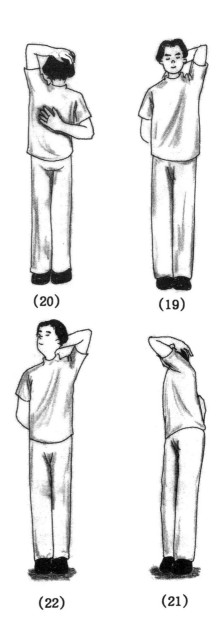

(19)

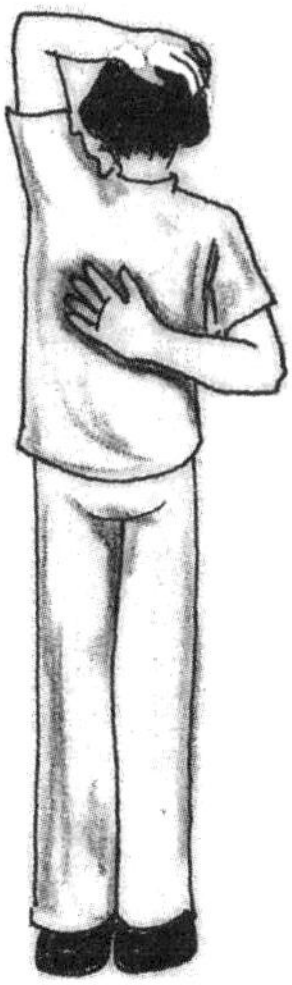

(20)

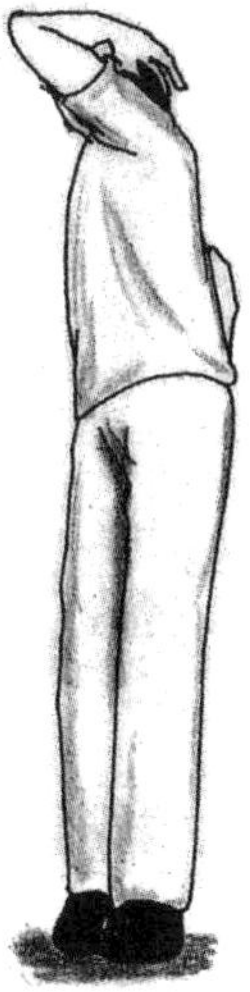

(21)

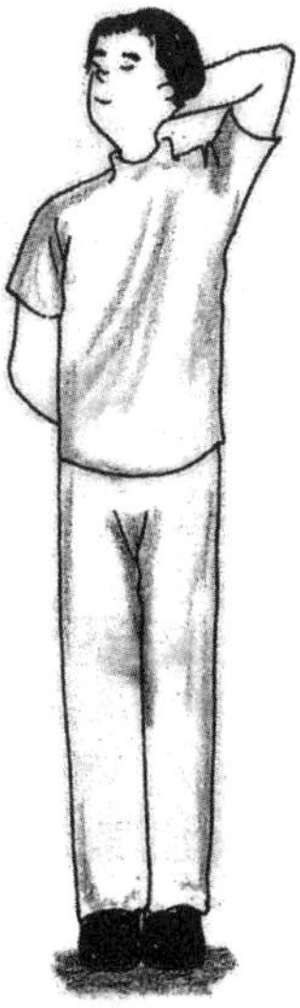

(22)

◆三盤落地，穩如泰山

「三盤落地」為《易筋洗髓經》第八勢。要求：目注牙齒，舌抵上顎，睛瞪口裂，兩腿分跪，兩手抓地，反掌托起，如托千斤，兩腿收直；上顎堅撐舌，張眸意注牙，足開蹲似踞，手按如拿，兩掌各翻起，千觔重有加，瞪睛兼閉口，起立足無斜。具體做法如下：

下按洗髓 預備功達氣功態後，兩手自身體兩側緩緩向上高舉過頭，掌心相對，同時仰面觀天，眼神延展及遠。舌尖輕抵上顎。正頭，俯掌，自身前下按洗髓，兩掌按至小腹（圖23～圖25）。

馬步蹲按 屈膝下蹲，同時兩掌分向身側胯旁，指尖朝向左右側方（微微偏前），虎口撐圓。眼看前方，延展及遠。上虛下實，空胸實腹，鬆腰斂臀，氣蓄小腹。要做到項平、肩平、心平氣靜。練虛靜功者可閉目斂神。銅鐘氣功即脫胎於此式，故亦可做單獨樁法練習之（圖26）。

掌托千斤 兩腿伸直，翻掌托起，如托千斤，同時吸氣，舌抵上顎，眼向前平視（圖27），俯掌屈膝下按（恢復馬步蹲按），配以呼氣。如此反覆蹲起三次。年輕力壯者則宜全蹲，站起時宜緩，同時握拳上提，此謂「旱地拔蔥」（圖28）。

下按洗髓 最後一次完成馬步樁時，直膝站起，兩手自身體兩側緩緩向上高舉過頭，掌心相對，同時仰面觀天，眼神延展及遠。舌尖輕抵上顎，正頭、俯掌，身前下按洗髓，兩掌按至小腹。

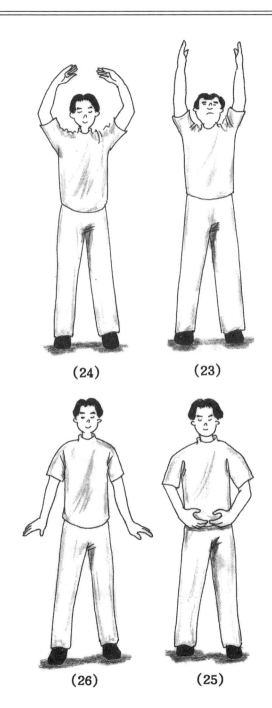

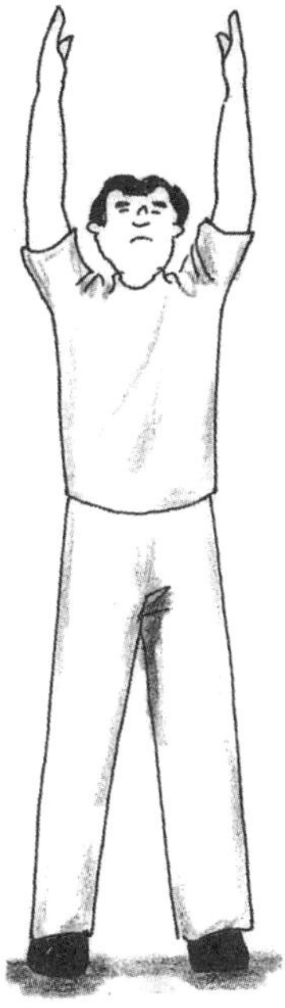
(23)

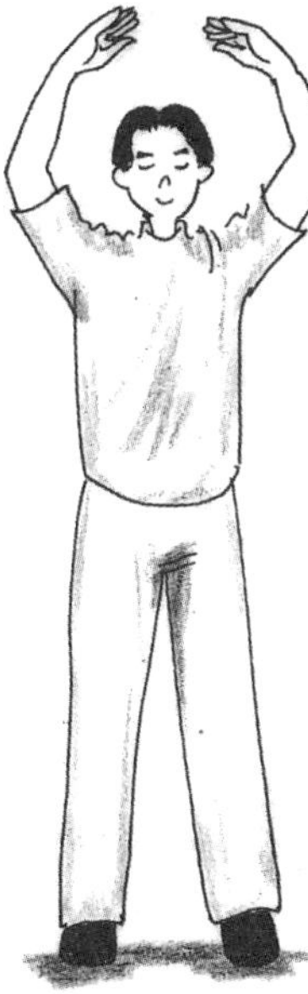
(24)

(25)

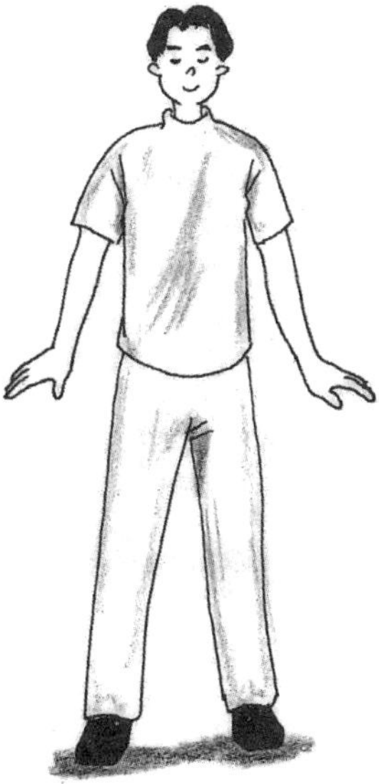
(26)

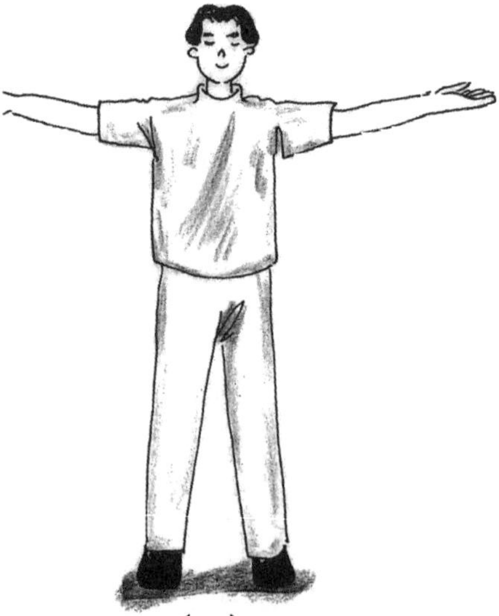

(27)

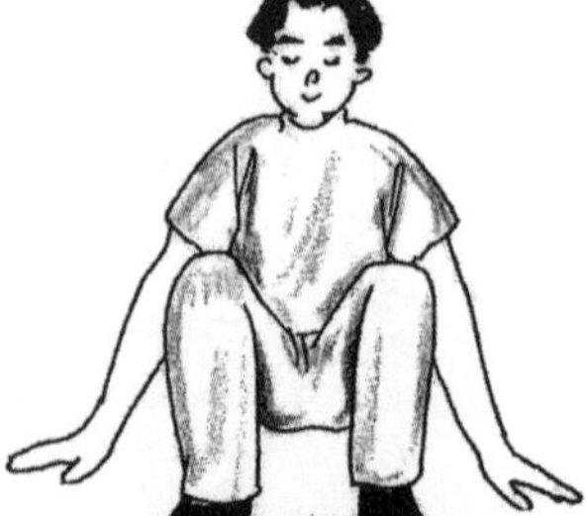

(28)

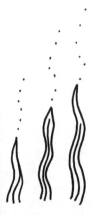

◆青龍探爪，氣貫肩背

「青龍探爪」為《易筋洗髓經》第九勢，要求：肩背用力，平掌探出，至地圍收兩目注平；青龍探爪，左從右出，修士效之，掌平氣實，力周肩背，圍收過膝，兩目平注，息調必謐。具體做法如下：

握拳護腰 上身微俯，兩手握拳，緩緩自身前提起，置於腰間，拳心朝上，同時配合吸氣。舌尖輕抵上顎（圖29～圖31）。

屈身探掌 右拳以拳面抵住章門穴（第十一肋尖）。左拳變掌上舉過頭，腰身緩緩屈向右側，使右腰充分收縮，左腰極度伸展（圖32、圖33），繼而扭腰，上體轉向右方，同時左掌向右探伸。掌心朝下，舌尖輕抵上顎，自然呼吸，眼看左掌（圖34）。

圍收過膝 屈膝下蹲，左手翻轉掌心朝上，手背離地面少許，沿地面自右方，經前方劃弧至左腳外側，右拳變掌落下，同時身體亦隨之轉正，兩掌握拳直立（圖35～圖37），左掌同時提置於左章門穴。

以上動作完成，可重複屈身探掌和圍收過膝一次，注意左右與前一次相反。

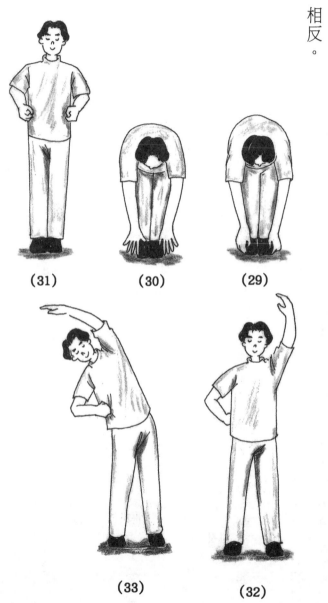

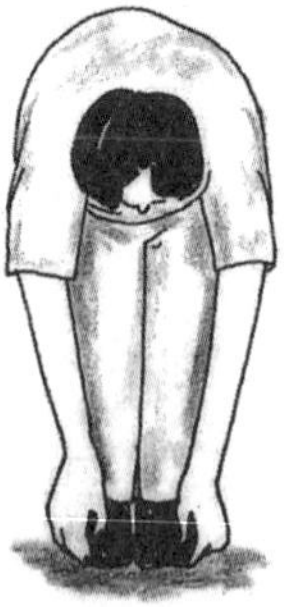

(29)

(30)

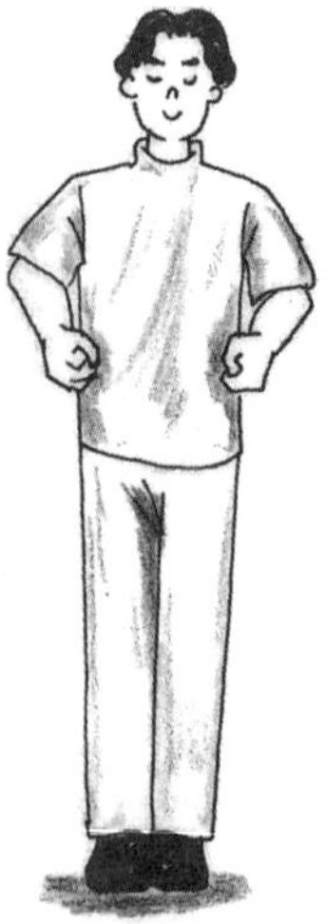

(31)

(32)

(33)

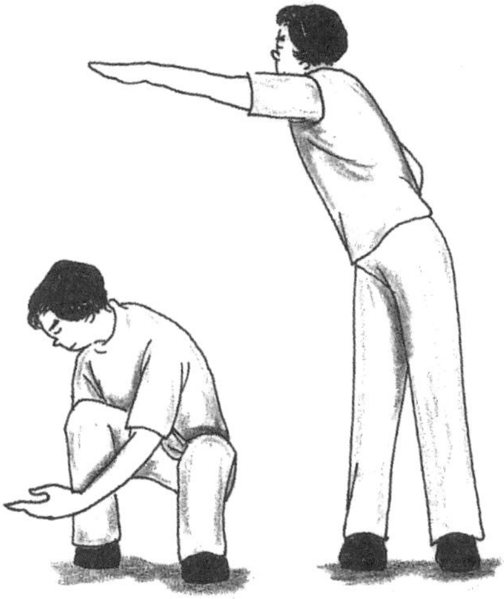
(34) (35)

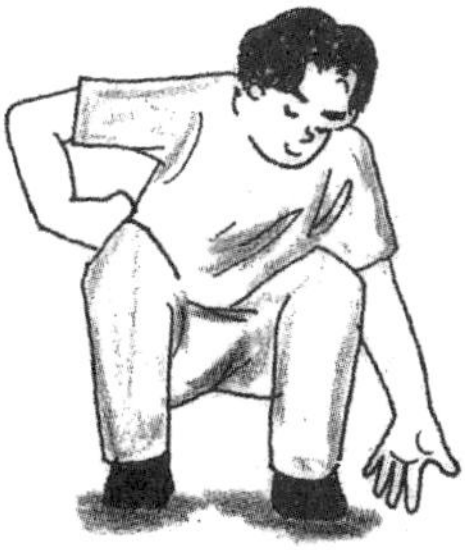
(36)

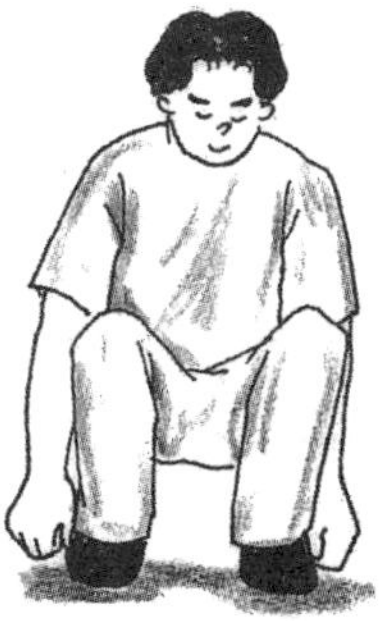
(37)

◆餓虎撲食，形亦衛生

「餓虎撲食」是《易筋洗髓經》第十勢，要求：臂背十指用力，兩足蹲開，前跪後直，十指拄地，腰平頭昂，胸向前探，鼻息均勻，左右同之；

兩足分蹲身似傾，屈伸左右腿相更，
昂頭胸作探前勢，偃背腰還似砥平，
息息調遠均出入，指尖著地賴支撐，
降龍伏虎神仙事，學得直形也衛生，

具體做法如下：

虎踞蓄勢　上身微俯，兩手握拳，緩緩自身前提起，經腰間時掌心朝上。身直胸展（圖38）。不停，兩拳順著胸部向上伸至口平，拳心轉向裡，同時屈膝、屈胯、微蹲蓄勢，配以深長吸氣。

弓步前撲　左腳踏前一步，順勢成左弓步（左腿屈膝，右腿伸直），同時臂內旋變掌向前撲伸、掌高與胸齊，眼視兩手。在撲伸的同時發「哈」聲吐氣（圖39、圖40），不停，身體前傾，腰部平直，將胸中餘氣呼盡，順勢兩手分按至左腳兩側（兩手亦可不觸地）。頭向上微抬，兩眼平視及遠（圖41）。

注意虎踞蓄勢與弓步前撲的動作需協調一致，「手起而鑽，手落而翻，手足齊落，挺腰伸肩」。

兩腳不動，起身後坐（右膝屈，左腿直），同時兩手握拳，沿左腿上提（圖42、圖43），其他動作與虎踞蓄勢和弓步前撲一致。如此共撲伸三次。左腳收回，重複的動作與此二勢亦相同，只是左右相反。

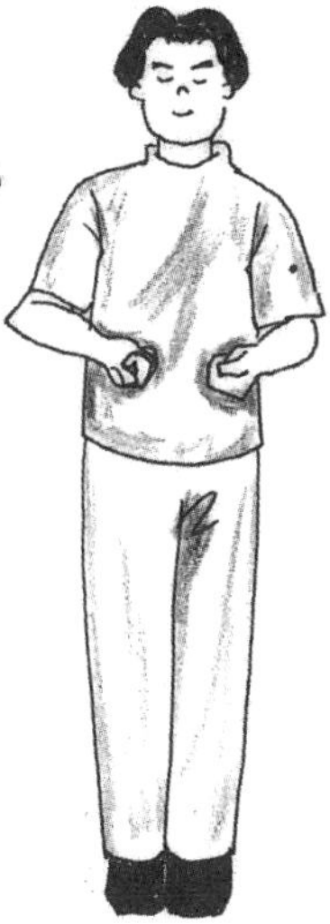

(38)

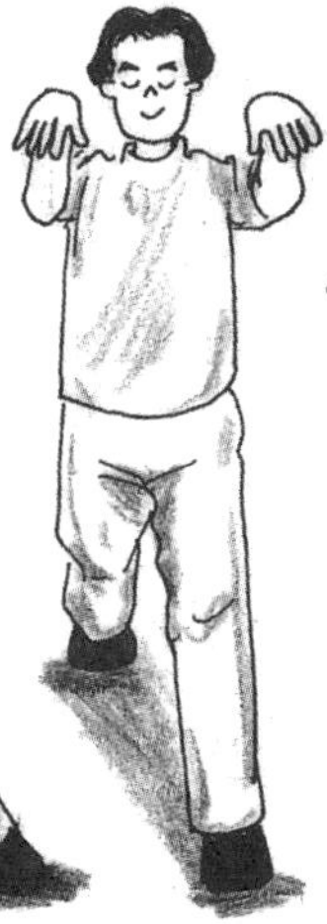

(39)

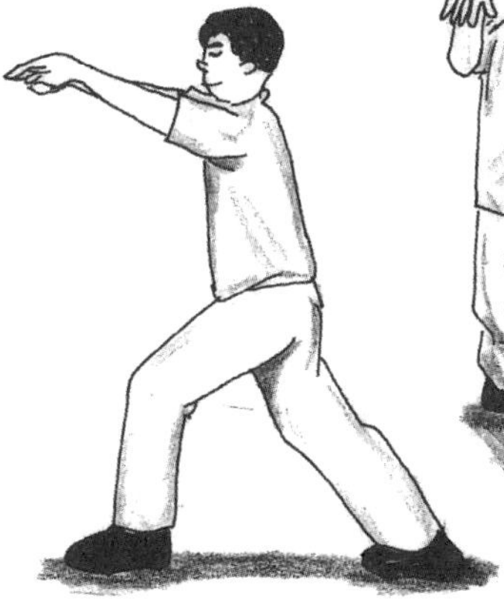

(40)

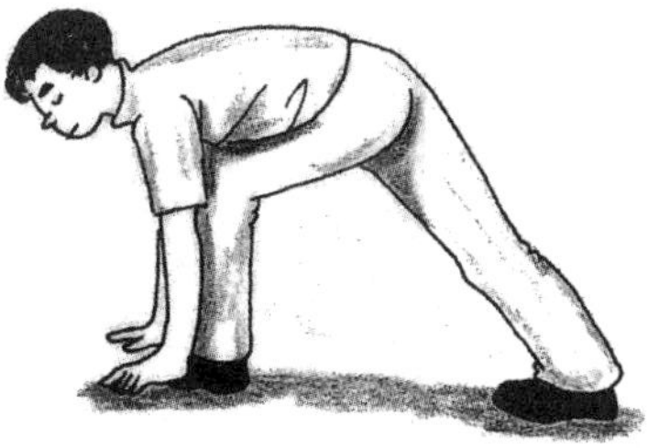

(41)

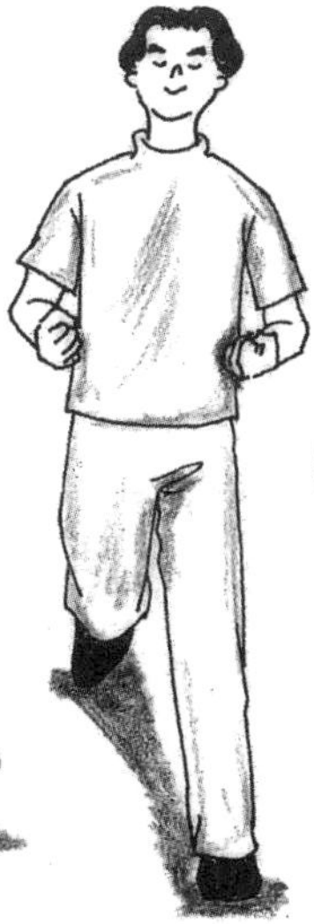

(42)

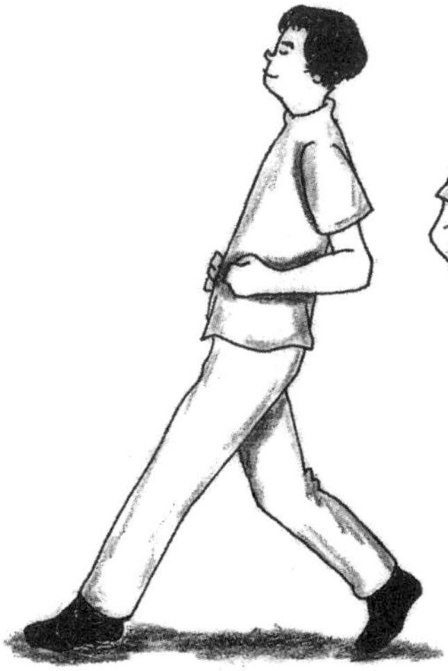

(43)

◆打躬擊鼓、氣閑力足

打躬擊鼓為《易筋洗髓經》第十一勢，要求：兩肘用力夾抱後腦，頭前用力探出，牙咬舌抵上顎，躬身低頭至腿，兩耳掩緊，鼻息均勻；兩手齊持腦，垂腰直膝間，頭唯探胯下，口更嚙牙關，掩耳聽教塞，調元氣自閑，舌尖還抵顎，力在肘雙彎。具體做法如下：

手抱後腦 兩臂展直，自身側高舉過頭，仰面觀天，頭頸正直，屈肘兩手抱後腦，掌心掩耳，兩肘張開，與肩平行（圖44、圖45）。

躬身擊鼓 上身前俯成打躬狀，頭部低垂，大約至兩膝前方。兩膝微屈，微微呼吸，掌心掩耳。兩手以指（食、中、無名指）交替輕彈後腦（風池穴附近）各三十六次（圖46）。

兩邊嫣笑 緩緩伸腰站直，先左側擰腰側轉，再向右側擰腰側轉，往返七次，兩腳勿移，腰直且鬆。膝直不僵，舌尖自然放下，面帶微笑（圖47）。

提踵擎天 在身體轉至正中後，抬起腳跟。同時兩手自腦後高舉過頭，仰掌呈擎天狀，軀體充分舒展，並配合吸氣（圖48）。

俯掌貫氣 腳跟落下，其他同掌托天門（圖49）。

按掌洗髓 同掌托天門。

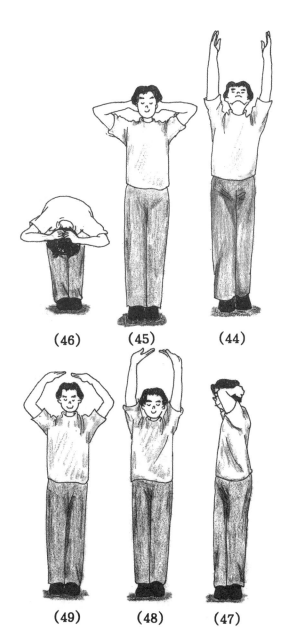

(46)　(45)　(44)

(49)　(48)　(47)

◆掉尾勢畢，安靜乃起

掉尾勢為《易筋洗髓經》第十二勢，要求：膝直膀伸，躬鞠兩手，交推至地，頭昂目注，鼻息調勻，徐徐收入，腳跟頓地二十一次，左右膀伸七次，盤膝靜坐，口心相注，閉目調息，安靜後起；膝直膀伸，推手自地，瞪目昂頭，凝神壹志，起而頓足，二十一次，左右伸腦，以七為志，更做坐功，盤膝閉目，口注於心，鼻調於息，安靜乃起，厥功準備。具體做法如下：

提踵合掌 兩手分別自身側高舉過頭。兩掌相合，提項，伸腰，展臂，提起腳跟極力高舉（圖50）。

俯昂掉尾 腳跟落地，兩腳踏實，同時兩掌落至胸前。十指交叉翻轉，掌心朝外，兩臂也隨之前伸，展直（圖51），翻掌朝下，在身前徐徐下降至襠的部位後，彎腰前俯，繼續下按至地，膝不可屈，如有未達，不可勉強。下按至終點時，昂頭，舌抵上顎（圖52），兩手保持交叉狀態時，直腰，兩臂成前平舉，不停，繼續上舉過頭，掌心朝上，仰面觀天（圖53）。如此俯仰躬身重複舉按三～五次。天長日久，掌可逐漸靠近地面，則身腰柔若童子。

左右仰俯 轉腰向左方，兩腳不移，僅左腳變虛，右腿變實，右膝微屈。同時兩手保持交叉狀態，沿地面劃弧移至左腿外側，兩臂保持伸展，自左方高舉過頭，掌心朝上，仰面觀天（圖54）。擰腰一八〇度轉向右方（圖55）。徐徐彎腰右方俯身，下按至右腿外側（圖56）。如未達到，不可勉強，可連續左右俯仰三～五次，以後可逐漸靠近地面。

並步頓足 最後一次下按至右腿外側時，伸舒腰身兩臂隨之高舉過頭（圖57）。繼之擰腰轉至正前方（圖58），兩掌相合，徐徐降至胸前。兩手掌緩緩分開，十指相對，下按至襠平後，兩手分開自然下垂於兩胯旁，恢復成預備功勢（圖1），兩腳跟起落頓地共三～二十一次。

白鴨抖水 左腳向左移半步，距離與肩同寬，兩臂自左右側微微抬起，肩、腕、肘放鬆，全身抖動，若鴨子抖水。

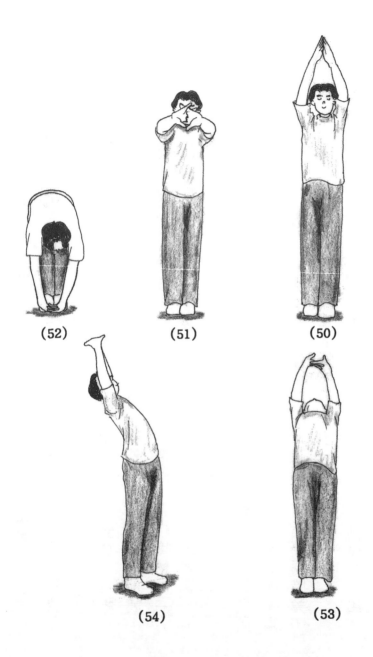

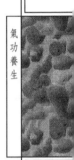

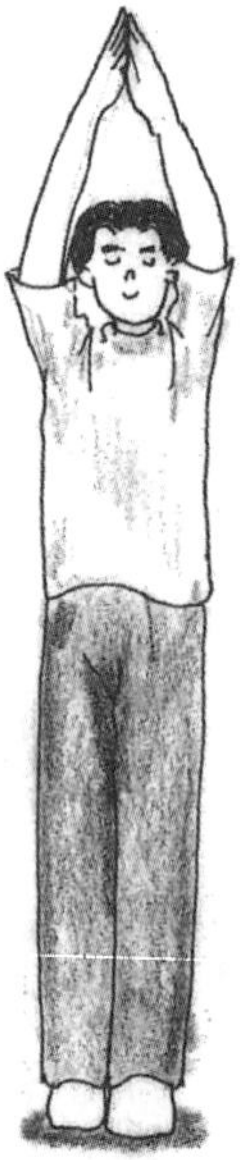

(50)

(51)

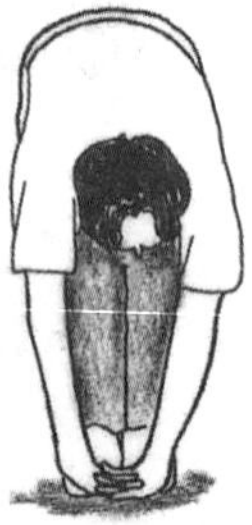

(52)

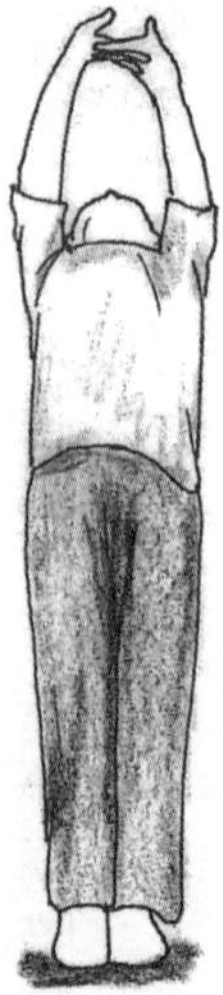

(53)

(54)

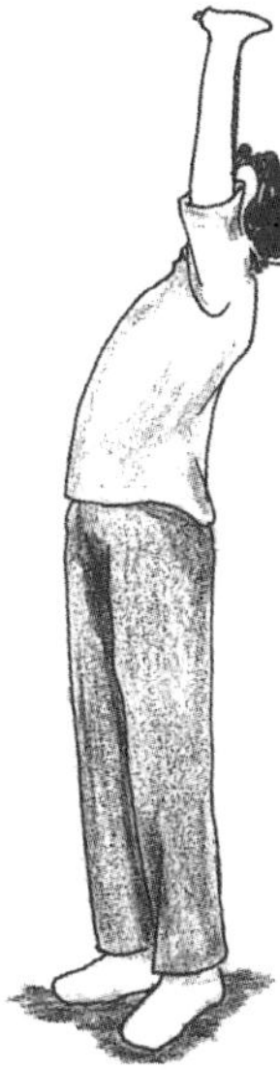

(55)

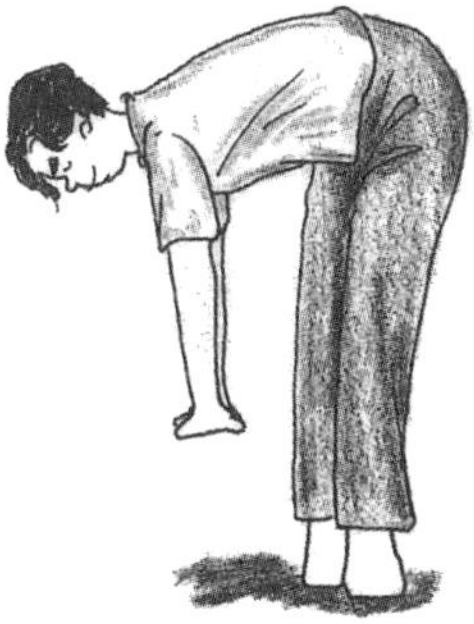

(56)

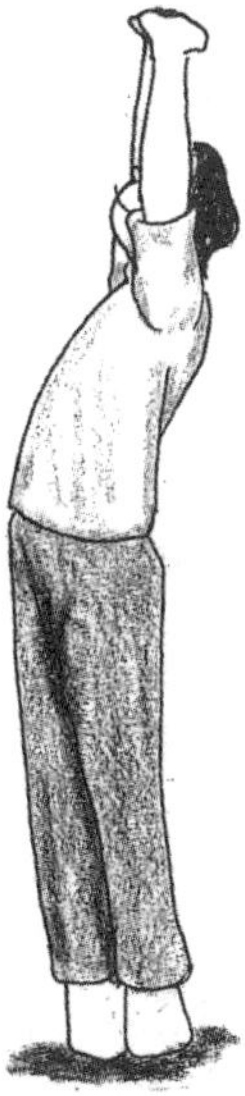

(57)

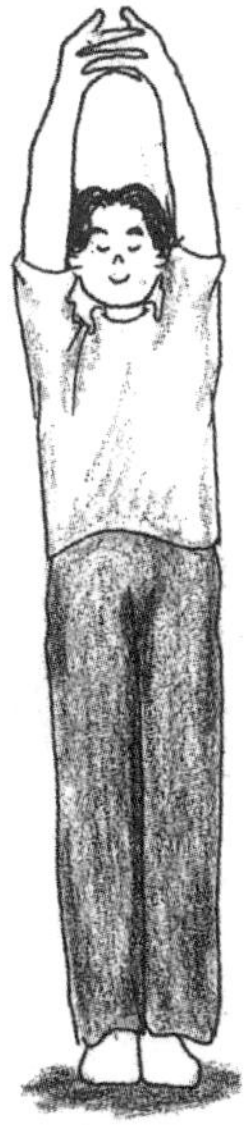

(58)

活血通絡保健功

◆保健功簡便易行，老少皆宜

本節介紹之功法是根據傳統導引法整理改編而成。透過全身運動和自我按摩，使氣血流暢、經脈疏通。同時，保健按摩功動作緩和柔韌，男女老少皆宜，既可治病，又能防病強身，是一套簡便易行的好功法。

該功法共十八節，具體做法如下：

◆靜坐可安神定志、培育元氣

靜坐為保健功第一節，要求：閉目盤膝，含胸拔背，四指握拇指置於兩側腿上，舌抵上顎，意守丹田，自然成腹式呼吸，排除雜念，放鬆全身，以鼻呼吸五十次。

透過靜坐，可安神定志、排除雜念，鬆靜自如，培育元氣，為做好以下各節動作做準備。

◆耳功可協調臟腑經絡

耳功為保健功第二節，又稱「鳴天鼓」。先用兩手按摩耳輪各十八次，然後用兩手魚際處壓耳屏。堵塞耳道，手指放在後腦部，用第二指壓中指並迅速滑下，輕彈後腦部二十四次，可聽到「咚咚」的響聲。

本功可刺激耳竅上全身臟器組織的功能對應點，發揮協調全身臟腑經絡功能的作用，再配以鳴天鼓給大腦以溫和刺激，更能調節中樞神經系統的良好作用。該功可防頭暈頭痛、耳鳴耳聾、老年性健忘及痴呆。

◆叩齒功可防治牙病

叩齒功為保健功第三節。上下齒輕叩三十六次，其力度可由小到大，以輕輕作鳴為標準。

叩齒功可改善牙周血液循環，保持牙齒堅固、防治牙病，如牙痛、牙齒鬆動、牙周病、牙質過敏，該功亦可反射性的刺激唾液分泌，加強消化系的功能。

◆舌功可助產生金津玉液

舌功為保健功第四節，又名「赤龍攪海」。用舌在口腔內上下牙齒內外運轉，左右各十八次，如此可產生大量唾液（練功家稱之為「金津玉液」）。舌功產生大量唾液後，接著做漱津功。

◆漱津功可交通心腎

漱津功為保健功第五節。接上，閉口，將舌功產生之津液鼓漱三十六次，然後分三小口咽下，咽時意念誘導津液慢慢自身體左、中、右三線下達丹田氣海穴處。

舌功和漱津功可交通心腎。其透過反射性的刺激消化腺分泌消化液，可增進食慾，改善消化吸收功能，對食慾不振及腎水不足、心腎失交之口乾舌燥有良好的治療作用。

◆擦鼻功可宣肺通竅

擦鼻功為保健功第六節。用兩手大拇指背同時輕擦鼻兩側，以迎香為中心，共十八次。

此功可改善呼吸道的血液循環，加強上呼吸道的抵抗力。可宣肺通竅，預防感冒等病。

◆目功可調肝明目

目功為保健功第七節，輕閉雙眼，拇指微曲，用兩側姆指關節輕擦兩眼皮各十八次，再輕擦眼眉各十八次，接著輕閉兩眼，眼睛左右旋轉十八次，最好雙眼由近向遠眺望。

此功可加強眼肌的活動與神經調節，改善眼部的血液循環，增進視力，防治目疾，有調肝明目的作用。

◇擦面功可除皺美容

擦面功為保健功第八節。將兩手掌互相摩擦至熱後，按至前額，經鼻兩側往下擦，直到下頜；再由下頜反向上至前額。如此反覆運行，共三十六次。

該功可疏通陽明經氣，改善面部血液循環，如能長期堅持，可使面色紅潤，皺紋少生，美容作用明顯。

◇項功可通督脈、升清陽

項功為保健功第九節。兩手十指交叉包抱後枕部，兩手與頸爭力，前俯後仰三～九次。

該功能通督脈、升清陽，鍛鍊項部肌肉，改善頭頸部血液循環，具有防治肩痛、目昏及頸椎病的作用。

◆揉肩功可防治肩關節疾病

揉肩功為保健功第十節。以左手掌揉右肩十八次，再以右手掌揉左肩十八次，揉時以肩關節為中心做旋轉運動。

該功通過對肩髎、肩髃、肩貞等穴的按摩，以疏通經氣，促進肩關節的血液循環，改善關節功能，防治肩關節疾病。

◆夾背功可防止軀幹部疾病

夾背功為保健功第十一節，兩手輕握拳，兩上肢彎曲，肘關節呈九十度，前交替擺動十八次。

此功能加強肩關節及胸大肌的活動，改善血液循環，並能疏利督脈及膀胱、脾胃、肝膽經氣，增強內臟功能。可以防治肩關節、腰胸椎及內臟等軀幹部疾病。

◆搓腰功可強腰壯腎

搓腰功為保健功第十二節，又稱「搓內腎功」。先將兩手搓熱，再以兩手搓腰，左右各十八次，以命門和腎俞為中心，可上下搓，亦可左右搓。

此功可壯腰強腎，調整內分泌系統功能，還可防治腰痛、痛經、閉經等生殖、泌尿系統疾病。

◆搓尾閭可益腎通督、通膀胱氣

搓尾閭功為保健功第十三節。用兩手的食指和中指搓尾骨兩側各三十六次。

此功有益腎通脈、通膀胱經氣的作用，可刺激肛門周圍神經、改善肛門周圍血液循環，對脫肛、痔瘡以及婦科盆腔疾病有一定的治療作用。

◆擦丹田可健脾補腎

擦丹田功為保健功第十四節。指擦小腹，將兩手擦熱，先用左手手掌，沿大腸蠕動方向繞臍做圓圈運動，即丹田右下腹至右上腹，左上腹、左下腹而返回右下腹，如此周而復始一〇〇次，再以右手搓丹田一〇〇次。

該功可健脾補腎，改善腹部血液循環，加強內臟活動，幫助消化吸收，因此可以防治腹脹、腹痛、便秘等腹部疾病。

◆揉膝功可舒筋健骨

揉膝功為保健功第十五節。兩手掌揉兩膝關節，同時進行，各一〇〇次。

此功能舒筋健骨，有防治關節炎及抗衰老的作用。

◆擦湧泉可交通心腎、引氣血下行

擦湧泉功為保健功第十六節。用左手食、中指擦右足心（以湧泉穴為中心）一〇〇次，再以右手食、中指擦左足心一〇〇次。

該功可交通心腎，引氣血下行，具有防治高血壓，消除頭暈目眩的作用。

◆織布式可壯腰強腎

織布式為保健功第十七節。正坐，兩腿伸直併攏，足尖向上，手掌向外，兩手向足部做推的姿勢，同時軀幹前俯，並配以呼氣，推盡即返回，此時手掌向裡，配以吸氣，如此反覆三十六次。

此功旨在加強腰部活動，可壯腰強腎，防治腰背痛。

◆和帶脈⑬可調帶脈固腎

和帶脈為保健功第十八節。自然盤坐，兩手相握，上身左俯前傾，右轉後仰，自左而右旋轉十八週，再自右向左轉十八週，仰時吸氣，俯時呼氣。

此法能和帶脈固腰強腎，對腰背痛及內臟疾病有一定療效。

以上功法，不要求逐一做完，每次選練四～五式即可。或根據病情，有針對性的選擇相應功法，操作中要掌握力量由輕至重。

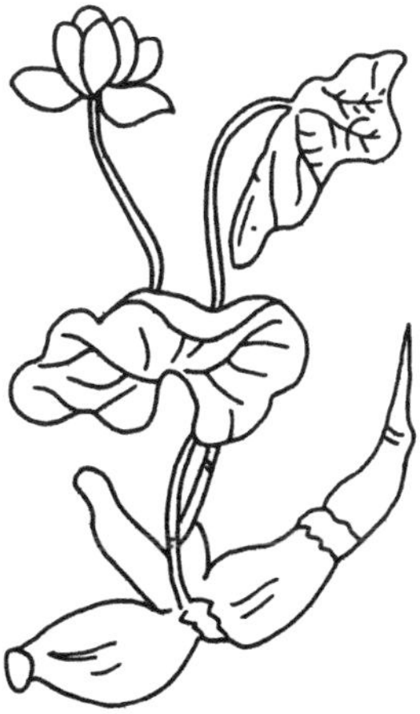

6 氣功治療常見病

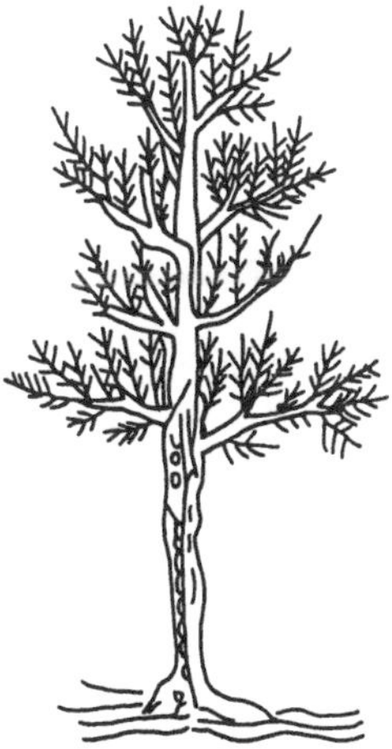

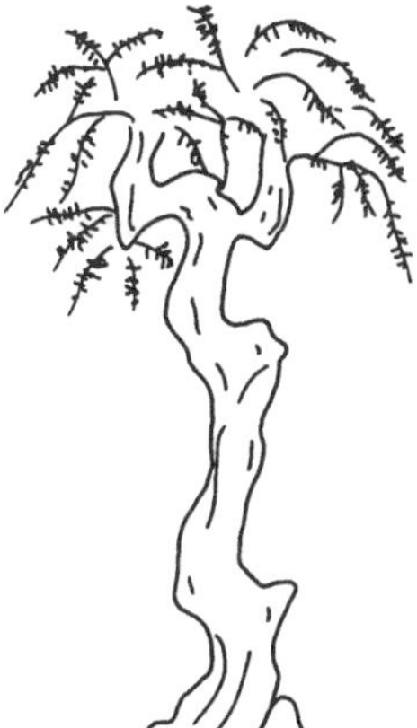

氣功治療高血壓病

◇高血壓病嚴重威脅人類健康

正常人的血壓在不同的生理情況下會有一定程度的波動（比如情緒激動時），臨床一般認為，如果收縮壓經常超過一四〇公釐水銀柱，就是高血壓，但判定有無高血壓要以舒張壓是否增高為主要依據，凡舒張壓超過九〇公釐水銀柱不論其收縮壓如何，均可認為血壓升高。

高血壓分為繼發性高血壓和原發性高血壓兩種，所謂繼發性高血壓是指由其他疾病引起的血壓持續升高，它占高血壓患者的一〇％，對於這種繼發性高血壓，只要治療原發病，血壓即可下降。所謂原發性高血壓，是指不明原因的血壓增高，這種原發性高血壓，一般稱為高血壓病。

原發性高血壓是一種嚴重威脅人類健康的疾病，早期，它可引起頭暈目眩、頭痛頭昏、耳鳴、健忘、失眠、乏力等疾痛，晚期可使人產生心、腦、腎的病變，使實質受損，引起機能的衰竭。

◆原因頗多，一般療法不夠理想

高血壓屬中醫「眩暈」、「頭痛」等病的範疇，引起該病的誘因頗多，如情緒失調，憂鬱惱怒，灼傷肝陰；或年老體衰，腎精漸虧，損及肝陰；或勞作失度，而至肝腎陰虛，陰不斂陽，肝陽上亢⑭。

現代醫學對於該病發生發展的規律尚未完全弄清楚，一般認為它是一種心身疾病，與人的心理因素有密切關係。

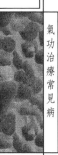

目前，國內外下對病的治療仍以降壓藥物為主要治療手段，但治標不治本，特別是降壓藥物往往對收縮壓的增高患者療效好，但對舒張壓的升高常常一愁莫展，同時，降壓藥物大量經常的使用，其毒副作用實難避免。現在，人們越來越傾向於尋找非藥物途徑（當然，藥物治療也不應放棄），對高血壓進行治療，這其中，氣功作為一種獨特的自我鍛鍊方法日益引起

了人們的興趣。氣功療法再與藥物療法結合起來，確實對高血壓病的治療效果明顯，是治療高血壓病的有效手段。

◆氣功治療常採用放鬆功

如前所述，造成高血壓的原因是由於精神過於緊張，使大腦皮層功能失調所致。放鬆功正是一種很好的消除緊張狀態的好功法。具體做法如下：

一般採用五線放鬆法，臥式、坐式、站式均可，練功時可多注意意守湧泉穴，每次二十～三十分鐘，每日二～三次。

另外，還可採用站樁功，效果也很好。

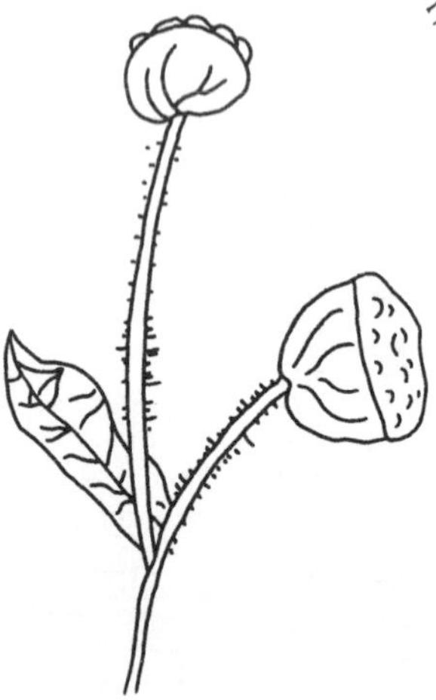

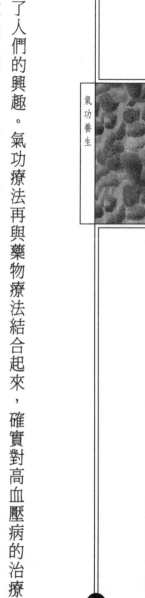

氣功治療支氣管哮喘

◆支氣管哮喘以喘息為特徵，又名哮喘

支氣管哮喘又稱哮喘，是一種以喘息為特徵的過敏性疾病。該病發作時，呼吸困難，同時伴咳嗽、咳痰，甚至端坐呼吸、張口抬肩、額出冷汗，甚為痛苦。早期輕者可在發作後數分鐘自行緩解，若長期發作，可導致肺泡擴大，破裂融合，胞泡間質組織彈力降低，進一步發展為肺氣腫。

◆我國醫學認為哮喘為「宿痰⑮」造成

我國醫學認為哮喘主要是因為有「宿痰」內伏，又傷外感（如風寒、飲食）或內傷（如情志不遂、勞倦內傷）等不利因素引發「宿痰」而導致發病。所以說宿痰的形成，是誘發病的重要原因。通常塞邪入肺，或飲食

偏嗜，或肺腎陰虛，氣不化津等均可造成宿痰的產生。

◇現代醫學認為此病屬過敏反應性疾病

現代醫學認為哮喘屬過敏反應性疾病。某些具有特異性過敏體質的人，在過敏原（如花粉、粉塵、魚蝦、細菌、病理產物）的刺激下便容易發生哮喘。但其根本原因，還是由於植物神經功能紊亂，對支氣管平滑肌的調節失常，而致平滑肌痙攣，這種病實際上是皮層——內臟疾病（即心身疾病），只有切斷大腦與內臟間的病理性聯繫，才有希望根治此病，而氣功恰恰為徹底治好此病提供了新的絲路。

◇氣功治療首選內養功

氣功治療首選內養功，坐、臥兼用，採用吸—呼—停呼吸法，意守下丹田，每天四～五次，每次三十～六十分鐘。

氣功治療慢性肝炎

◆慢性肝炎是由多種原因引起的炎症疾病

慢性肝炎是由多種原因引起的肝臟慢性炎症性疾病，病種常在半年或一年以上，又分為慢性遷延性和慢性活動性肝炎兩種。慢性肝炎的臨床症狀常表現為右脅隱痛不適、食慾不振、噁心，亦可伴有腹脹、腹痛、低熱、小溲黃赤、無力等。部分病人有黃疸，若治療不當，長期遷延不癒，可導致肝硬化。

慢性肝炎屬我國醫學中之（脅痛、黃疸）等範疇，其產生的原因為濕熱蘊蒸⑯脾胃，肝氣失於疏泄而致。治療以疏肝⑰理氣，健脾⑱活血等方法為主。

現代醫學對該病的病因與發病原理尚不十分明確，一般認為與病毒和人體免疫功能有關。

◆氣功治療以內養功為主

內養功為消化系統疾病的首先功法，練習時常採用臥式或坐式，呼吸用「吸—呼—停」的呼吸方法，意守下丹田，每日練功三～五次，每次三十～六十分鐘。

另外，還可選擇真氣運行法，亦可取得滿意療效。

氣功治療神經衰弱

◆神經衰弱乃因精神過度緊張，與奮抑制失調所致

神經衰弱是神經官能症的一種，主要是由於精神高度緊張，使大腦興奮和抑制的功能失調所致。

該病發作時臨床症狀見有頭暈、頭痛、失眠、多夢易醒、記憶力下降、注意力不集中、焦慮憂鬱等，屬中醫「不寐、臟躁」等範疇。

精神因素是誘發本病的主要因素，凡過度的腦力勞動、強烈的情緒波動各種原因，比如說長期用腦過度而又不及時休息，缺乏足夠的睡眠，長期的精神緊張，工作繁忙而致生活起居無規律等，均可使神經衰弱的發生。

◆治療以氣功為主，兼及其他

神經衰弱屬神經性疾病，藥物治療一般效果不好，應該以心理治療和氣功治療為主，再兼顧藥物的方法治療之。下面我們講一個氣功治療應選用的方法：

若見心脾肝腎虛損之病人宜用內養功　初習者以側臥位為主，輔以平坐或站式，隨著體質的增強，逐步過渡到站式或坐式。呼吸採用鼻吸口呼為主，鼻吸鼻呼為輔的方法，每次練功開始，先自然呼吸二～三分鐘，同時做整或分段放鬆，使情緒穩定，思想集中，呼吸平靜。接著轉入鼻吸口呼，一般保持呼氣時間，稍長於吸氣時間，呼氣有聲，吸氣無聲，使之自然而然的形成深長細勻的腹式呼吸。

同時還應注意呼吸與意念活動及形體動作的密切配合，具體可分兩步進行練習：初習階段不意守丹田，主要將意念活動與呼吸及形體動作緊密配合，以改善或消除頭部症狀。

具體做法為：吸氣時腳趾抓地，同時意念誘導頭痛、頭暈、耳鳴、目眩等頭部症狀下降至腳；呼氣時腳趾伸展，同時意想全身之疾病從口呼出。此為第一步。第二步則是在頭部症狀基本消除後，開始意守丹田，並隨呼吸注意腹壁的起伏運動變化。

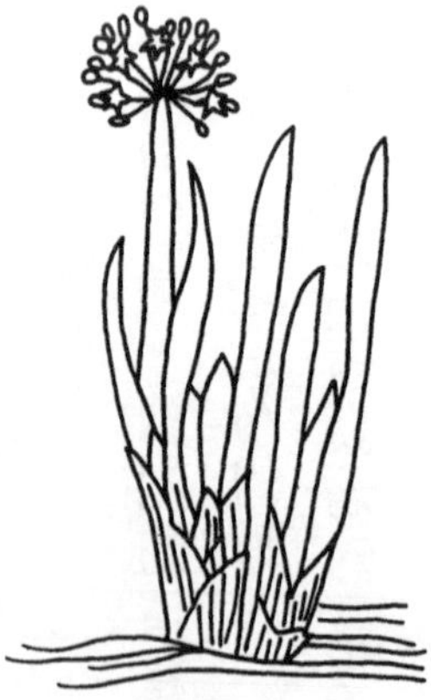

氣功治療便秘

◇便秘屬常見疾病，給人們帶來巨大痛苦

便秘是一種常見的消化系統疾病，雖說其危害不是很大，但由於大便秘結，排出困難，給患者帶來了極大的痛苦。

◇便秘分腸痙攣性和腸蠕動遲緩性兩種

便秘分為腸痙攣性便秘和腸蠕動遲緩性便秘兩種。所謂腸痙性便秘，係因腸環狀平滑肌長期持續的痙攣性收縮，引起排便困難。該病多由於慢性胃腸炎、膽囊炎等誘發，其大便狀如小球，並同時伴有腹脹、腹痛。

所謂腸蠕動遲緩性便秘，是指由於腸蠕動減弱及腸反應的降低而形成的大便秘結不通，該病與精神因素有關，比如飲食起居的變化、強烈的精

神刺激，有便意而不及時上廁所等，均可造成便秘的產生，所以該病又稱「習慣性便秘」。

另外，神經官能症、截⑲癱或偏癱⑳、長期坐位工作、年老體弱、妊娠，以及纖維素攝入減少等，均能形成腸蠕動遲緩性便秘。

◆氣功治療便秘，效果確有保證

氣功治療便秘，是一種自我治療的治本方法，主要是通過腹式呼吸的鍛鍊（結合提肛），膈肌與腹肌活動加強，對胃腸的推動按摩作用亦加強。因而，胃腸平滑肌的張力和蠕動增加，所以排便及時，同時，氣功治療還避免了由於服用瀉藥及灌腸帶來的副作用。

治療便秘可選練「內養功」。

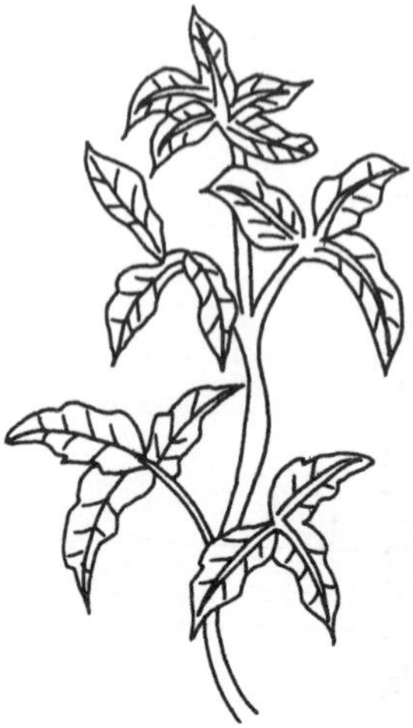

註：

①倉廩之官

「倉廩」是貯藏穀物的倉庫。倉廩之官指脾和胃。《素問・靈蘭秘典論》說：「脾胃者，倉廩之官，五味出焉。」意思是說，「胃主受納」，「脾主運化」，為五味（飲食）化生的本源，也就是提供臟腑器官和全身營養的「倉庫」，故名。也有人認為「倉廩之官」單是指胃。

②水谷之海

即「胃」，六腑之一。胃主受納和腐熟水谷（即消化飲食），由於胃受納飲食，故又有「五谷之腑」或「太倉」之稱。

③中焦脘腹

中焦指膈下、臍部以上部位，包括脾、胃等臟腑；脘，胃的內腔；腹，在胸部的下方，相當橫膈膜以下的部分。

④陰平陽秘

陰氣平順，陽氣固守，兩者相互調節而維持其相對平衡，是進行正常生命活動的基本條件。《素問・生氣通天論》：「陰平陽秘，精神乃治。」

⑤命門火衰

腎主一身陽氣，腎陽衰微，則一身之陽氣皆虛，故腎陽亦稱「元陽」，是命車火的體現。一般的虛弱，稱為腎陽虛，是命火不足所致，主要症狀有身寒、怕冷、腰酸、滑精、陽痿、夜尿頻多等。如虛弱的程度較嚴重，稱為「腎陽衰微」，主要表現除上述症狀加重外，常見精神萎靡、腰痛、脊冷、天亮前泄瀉或浮腫、脈沈遲微弱等。這些現象，又稱為「下元虛憊」或「真元下虛」。

⑥陰虛陽亢

陰虛指精血或津液的虧虛。一般在正常狀態下，陰和陽是相對平衡的，互相制約而協調。陰氣虧損，陽氣失去制約，就會產生亢盛的病理變化，出現病理性功能亢進，稱為「陽亢」。因此，陰虛會引起陽氣亢盛，陽亢則能使陰液耗損，兩者互為因果。

⑦**矢氣**

(1)指人體過分損耗，津液不能運化，精氣不足而全身衰弱，不能化生食物的精微，身體不能吸收營養；(2)指從肛門排出之氣，即俗稱的放屁。也有稱矢氣為「失氣」者。

⑧**壯火食氣**

食，通「蝕」，指侵蝕消耗。壯火食氣指過度亢盛的陽氣會消耗元氣。

⑨**尾閭**

又名尾骶、骶、骶端、橛骨、窮骨，位於脊椎骨的最下段，上連骶骨，下端游離，在肛門的後方。

⑩**幽門**

胃的下口處，屬於消化系統。

⑪**足三陰經**

十二經脈中的三條經脈，即足太陰脾經、足少陰腎經、足厥陰肝經。它們的循行方向均由足部經過下肢內側、腹部抵止於胸部。

⑫**足三陽經**

十二經脈中的三條經脈，即足陽明胃經、足太陽膀胱經、足少陽膽經。它們的循行方向均由頭部經過軀幹部、下肢外側抵止於足部。

⑬**帶脈**

奇經八脈之一，起於季部脇部，橫行環繞腰部一周。本經有病時，主要有腹部脹滿、腰部無力、下肢軟弱不能走路、怕冷、月經不調、赤白帶下等症狀和病症。

⑭**肝陽上亢**

即肝陽偏旺，由於腎陰不能滋養於肝，或肝陰不足，陰不維陽，則肝陽偏旺而上亢。主要症狀有頭眩、頭痛、面赤、眼花、耳鳴、口苦、舌紅、脈弦滑或弦細等，多見於高血壓病。

⑮**宿痰**

又叫「伏痰」，指水飲由於內熱的煎熬而成痰，停留在膈間較久，故名。伏痰與伏飲意義基本相同，但飲多伏於胸腹四肢，類於水腫和胸腹腔積液，痰則全身各處均可潛伏，除一般有咯痰症狀的疾病之外，如癲癇、某些關節病及淋巴結腫大的病症等，在辨證施治方面往往與伏痰有關。

⑯**濕熱蘊蒸**

指濕熱蘊釀於中焦脾胃和肝膽而言。濕為重濁粘膩之邪，容易影響氣機的流通，如與熱邪相合，濕熱交困，則熱因濕阻而難清，濕因熱蒸而陽氣受傷更甚，臨床表現為熱勢纏綿，下午熱高，身重，神疲，懶言，神志昏沈，胸脘痞悶，噁心，納呆，腹脹，便溏，或發黃疸，小便不利或黃赤，舌苔黃膩。多見於腸傷寒、黃疸型肝炎、鈎端螺旋體病等。

⑰**疏肝**

是治療肝氣鬱結。

⑱**健脾**

補脾、益脾，是治療脾虛而運化功能減弱的方法。

⑲**截**

語出趙學敏《串雅內編》。走方醫說「截」是「絕」的意思，即使疾病停止發作。

⑳**偏癱**

又稱為「半身不遂」或「偏風」。指一側肢體偏癱或不能隨意運動，久病則患肢比健側枯瘦，痲木不仁，故又稱為「偏枯」或「偏廢不仁」，多屬中風後遺症等疾患。

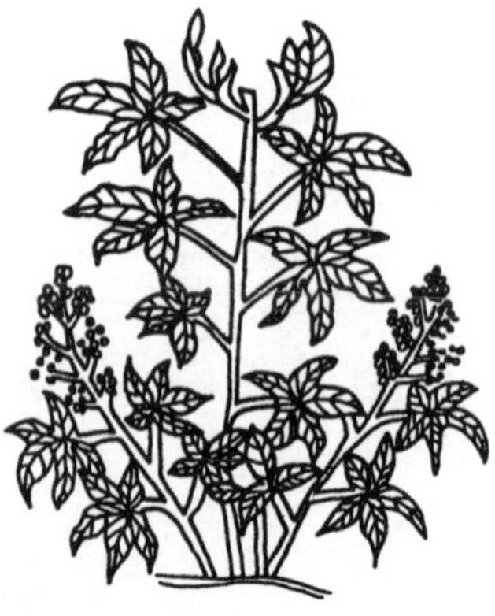

國家圖書館出版品預行編目資料

練氣／曹進雷、孫礪、周麗華作.
－－第一版－－臺北市：知青頻道出版；
紅螞蟻圖書發行，2008.07
面　　公分－－(健康IQ；32)
ISBN 978-986-6643-25-5（平裝）

1.氣功 2.健康法

413.94　　97010826

健康IQ 32

練氣

總策劃／周亞菲
作　　者／曹進雷、孫礪、周麗華
美術構成／林美琪
校　　對／周英嬌
發行人／賴秀珍
總編輯／何南輝
出　　版／知青頻道出版有限公司
發　　行／紅螞蟻圖書有限公司
地　　址／台北市內湖區舊宗路二段121巷19號(紅螞蟻資訊大樓)
網　　站／www.e-redant.com
郵撥帳號／1604621-1　紅螞蟻圖書有限公司
電　　話／(02)2795-3656（代表號）
傳　　真／(02)2795-4100
登記證／局版北市業字第796號
法律顧問／許晏賓律師
印刷廠／卡樂彩色製版印刷有限公司
出版日期／2008年 7月　第一版第一刷
2018年11月　　第四刷

定價 220 元　港幣 73 元

ISBN 978-986-6643-25-5　　Printed in Taiwan